A. Dormann, C. Luley, C. Heer

Laborwerte

W0110372

Laborwerte

Herausgegeben von

A. Dormann, C. Luley, C. Heer

Mitautor der 1.–4. Auflage:

T. Wege

5. völlig überarbeitete und erweiterte Auflage

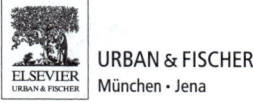

URBAN & FISCHER
München · Jena

Zuschriften und Kritik an:
Elsevier GmbH
Urban & Fischer Verlag
Lektorat Medizin
Karlstraße 45
80333 München
E-Mail: medizin@elsevier.com

Anschriften der Autoren:
PD Dr. med. habil. Arno J. Dormann, Kliniken der Stadt Köln gGmbH, Krankenhaus
Holweide, Medizinische Klinik, Neufelder Str. 32, 51067 Köln
Prof. Dr. med. Dipl.-Chem. Claus Luley, Otto-von-Guericke-Universität Magdeburg,
Medizinische Fakultät, Institut für Klinische Chemie und Pathobiochemie, Leipziger
Str. 44, Haus 39, 39120 Magdeburg
Dr. med. Christian Heer, Klinikum Minden, Zentrum für Innere Medizin, Schwerpunkt
Kardiologie, Pneumologie und Internistische Intensivmedizin, Hans-Nolte-Str. 1,
32429 Minden

Wichtiger Hinweis für den Benutzer:
Die Erkenntnisse in der Medizin unterliegen laufendem Wandel durch Forschung und
klinische Erfahrungen. Die Autoren dieses Werkes haben große Sorgfalt darauf verwendet, dass die in diesem Werk gemachten therapeutischen Angaben (insbesondere
hinsichtlich Indikation, Dosierung und unerwünschten Wirkungen) dem derzeitigen
Wissensstand entsprechen. Das entbindet den Nutzer dieses Werkes aber nicht von
der Verpflichtung, anhand der Beipackzettel zu verschreibender Präparate zu überprüfen, ob die dort gemachten Angaben von denen in diesem Buch abweichen, und
seine Verordnung in eigener Verantwortung zu treffen.
Wie allgemein üblich wurden Warenzeichen bzw. Namen (z.B. bei Pharmapräparaten)
nicht besonders gekennzeichnet.
Der Verlag hat sich bemüht, sämtliche Rechteinhaber von Abbildungen zu ermitteln.
Sollte dem Verlag gegenüber dennoch der Nachweis der Rechtsinhaberschaft geführt
werden, wird das branchenübliche Honorar gezahlt.

Bibliografische Information Der Deutschen Bibliothek:
Die Deutsche Bibliothek verzeichnet diese Publikation in der Deutschen Nationalbiblio-
grafie; detaillierte bibliografische Daten sind im Internet über http://dnb.ddb.de ab-
rufbar.

Planung: Dr. Bernadette Aulinger, München
Lektorat: Petra Schwarz, München
Redaktion: Elisabeth Dominik, Stockach-Wahlwies
Herstellung: Sibylle Hartl, Valley
Satz: abavo GmbH, Buchloe
Druck und Bindung: L.E.G.O. S.p.A., Lavis, Italien
Umschlaggestaltung: SpieszDesign, Neu-Ulm

ISBN 978-3-437-22023-4

Aktuelle Informationen finden Sie im Internet unter www. elsevier.de und
www.elsevier.com

Das vorliegende Buch will die Orientierung in der Labordiagnostik und deren Interpretationen erleichtern. Es beantwortet die speziellen Fragen der täglichen Arbeit zuverlässig und bietet schnellstmöglichen Zugang zu den gesuchten Informationen. Die Praxis steht dabei im Vordergrund.

Bei steigendem Kostendruck im Gesundheitssystem und einer schier unendlichen Vielzahl an diagnostischen Verfahren war es uns klinisch tätigen Autoren erklärtes Ziel, eine kritische Auswahl der Untersuchungen nach ihrer klinischen Relevanz zu treffen. Zusätzlich haben wir Angaben zur sinnvollen Stufendiagnostik (Basisdiagnostik, erweiterte Diagnostik, sehr spezielle Diagnostik) erstmalig in einem Kitteltaschenbuch realisiert.

Nach dem großen Erfolg der ersten vier Auflagen haben wir das Buch kritisch überarbeitet und Neuerungen hinzugefügt. So wurden in dieser Auflage aktuelle Aspekte der Gendiagnostik erstmalig berücksichtigt.

Der Autor Dr. Thomas Wege ist mit dieser Auflage ausgeschieden. Für ihn wird Herr Dr. Christian Heer von nun an das Autorenteam verstärken.

Wir wünschen viel Erfolg bei der täglichen Arbeit und hoffen auf einen intensiven und kritischen Dialog mit unseren Lesern.

Köln, Magdeburg und Minden, im Herbst 2008

A. Dormann
C. Luley
C. Heer

Danksagung

Wir bedanken uns bei

- der Elsevier GmbH, Urban & Fischer Verlag und Frau Petra Schwarz für die gute Zusammenarbeit
- unseren Frauen und Kindern für die Geduld und Unterstützung
- Herrn Dr. Thomas Wege für seine Mitarbeit in den Auflagen 1 bis 4.

Das Buch „Laborwerte" als kleines Kitteltaschenbuch gibt praktische Hilfe bei Entnahmetechniken (was ist worin an wen wie schnell zu senden), diagnostischen Problemen und Umgang mit Laborbefunden.

Die Laborwerte werden in alphabetischer Reihenfolge im Kernkapitel des Buchs abgehandelt. Den Tumormarkern, deren effizientem Einsatz, sowie den klinisch bedeutsamen Funktionstesten und Infektionsserologien sind jeweils eigene Kapitel gewidmet.

Über ein Griffregister am oberen seitlichen Rand findet man leicht in das gewünschte Kapitel. Im Kernkapitel befindet sich ein alphabetisches Griffregister. Zahlreiche Querverweise (☞) helfen Platz zu sparen und zeigen Zusammenhänge auf.

Sollte eine Untersuchung nicht unter dem nachgeschlagenen Stichwort zu finden sein, lässt sich der gewünschte Wert über den ausführlichen Index rasch finden. Der Index dient zusätzlich dazu, vom Krankheitsbild zur betreffenden Laboruntersuchung zu gelangen.

Bei der Auswahl der Laborwerte wurde auf die praktische klinische Relevanz geachtet und eine Wertung bewusst auch unter gesundheitsökonomischen Aspekten vorgenommen:

+	Basisdiagnostik
++	Erweiterte Diagnostik
+++	Spezielle Diagnostik bei speziellen Fragestellungen
€	Besonders teure Laboruntersuchung (mehr als 10–15 €)

Inhalt

↑	erhöht
↑↑	stark erhöht
↑↑↑	sehr stark erhöht
↓	erniedrigt
↓↓	stark erniedrigt
↓↓↓	sehr stark erniedrigt
⚠	Besonderheiten
Ag	Antigen
Ak	Antikörper
BU	Beurteilung
BZ	Blutzucker
d	Tag
DD	Differenzialdiagnose
DF	Durchführung
DIC	disseminierte intravasale Gerinnung
DIF	direkter Immunfluoreszenztest
dl	Deziliter
EDTA	Äthylendiamintetraessigsäure
EIA	Enzym-Immunoassay
ELISA	Enzyme-linked immunosorbent assay
E'Phorese	Elektrophorese
ggf.	gegebenenfalls
h	Stunde(n)
HAH	Hämagglutinationshemmtest
HAV	Hepatitis-A-Virus
HBV	Hepatitis-B-Virus
HCV	Hepatitis-C-Virus
HDV	Hepatitis-D-Virus
HEV	Hepatitis-E-Virus
HGV	Hepatitis-G-Virus

HIV	Humanes Immundefizienzvirus
HWZ	Halbwertszeit
IB	Immunoblot
i.d.R.	in der Regel
IFT	(indirekter) Immunfluoreszenztest
Ig	Immunglobulin
IHA	indirekte Hämagglutination
i.L.	im Liquor
IND	Indikation(en)
i.P.	im Plasma
i.S.	im Serum
ISAGA	Immunosorbent Antigen Assay
i.U.	im Urin
KBR	Komplementbindungsreaktion
kg	Kilogramm
KG	Körpergewicht
LA	Latexagglutination
LPS-ELISA	Lipopolysaccharid-Enzyme-linked immunosorbent enzyme
M.	Morbus
MA	Material und Patientenvorbereitung
MCH	mean corpuscular hemoglobin
MCHC	mean corpuscular hemoglobin concentration
mCi	Milli-Curie
MCV	mean corpuscular volume
Min.	Minute(n)
Mon.	Monat(e)
NaF	Natriumfluorid
NM	Nachweismethoden
NT	Neutralisationstest

Pat.	Patient(en)
PCR	Polymerase-Ketten-Reaktion
p.i.	post infectionem
QF	Querfinger
RB	Referenzbereich
Sek.	Sekunde(n)
SIADH	Syndrom der inadäquaten ADH-Sekretion
SSW	Schwangerschaftswoche
Tbl.	Tablette(n)
u.a.	unter anderem, und andere
V.a.	Verdacht auf
Vit.	Vitamin
WB	Westernblot
Wo.	Woche(n)
z.B.	zum Beispiel
Z.n.	Zustand nach

1

Präanalytik

1.1 Rationelle Labordiagnostik

Es sollte erklärtes Ziel einer effizienten Labordiagnostik sein, schnell und ökonomisch zur richtigen Diagnose zu gelangen und dabei den Patienten so wenig wie möglich zu belasten.

Deshalb sollte Folgendes bedacht werden:

- Das „breite Screening" oder „die große Routine" (insbes. mit Tumormarkern) verursacht außer unnötigen Kosten häufig Folge- und Kontrolluntersuchungen mit noch widersprüchlicheren Befunden als zuvor. Dies gilt besonders für störanfällige Bestimmungen oder solche mit hoher physiologischer Schwankungsbreite und für Parameter mit ausgeprägter zirkadianer Rhythmik (z.B. Hormone). Besser ist es, einer sinnvollen Stufendiagnostik (☞ Kap. 1.2) zu folgen.

- Bei Kontrolluntersuchungen von pathologisch veränderten Werten sollte vorher die klinische Notwendigkeit mit möglichen diagnostischen oder therapeutischen Konsequenzen reflektiert und ein adäquates Zeitintervall (die meisten Kontrollen erfolgen zu früh) ausgewählt werden.

- Vor der Labordiagnostik stehen immer Anamnese und körperliche Untersuchung. Nur mit einer Verdachtsdiagnose im Kopf kann die richtige Diagnostik angeschoben werden.

1.2 Stufendiagnostik

Eine indikationsbezogene Diagnostik ist für die meisten Fragestellungen medizinisch ausreichend, ökonomisch akzeptabel und den Patienten wenig belastend. Folgende Basisuntersuchungen sollten vorhanden sein:

- Rotes und weißes Blutbild, evtl. Differenzialblutbild.
- In- und extrinsische Gerinnungsparameter (Quick, PTT).
- Retentionsparameter (Harnstoff oder Kreatinin).
- Elektrolyte (Na^+, K^+, Ca^{2+}).
- Transaminasen, Stoffwechselparameter (GPT, GOT, γ-GT, BZ, CK, Protein).
- Inflammatorische Marker (BSG/CRP).
- Bei internistischen Patienten (Altersdurchschnitt > 50 J) auch basales TSH, LDL-Cholesterin, Triglyzeride, Urinstatus.

Weitere Parameter können indikationsbezogen hinzugefügt werden, gehören jedoch nicht in ein primäres Laborprogramm.

Beispiele sind:

- Bei Fieber unklarer Genese z. B. Blutkulturen, Elektrophorese, CRP, Urinkultur, Ferritin.
- Bei Lebererkrankungen z. B. Cholinesterase, AP, Bilirubin, GLDH, Elektrophorese.
- Bei Nierenerkrankungen z. B. Harnsäure, Harnsediment, endogene Kreatinin-Clearance.
- Bei Diabetes mellitus, z. B. BZ nüchtern, HbA_{1c}, 24-h-Sammelurin auf Eiweiß, Urinelektrophorese.
- ⊘Die Labordiagnostik stellt eine Hilfestellung im klinischen Alltag dar, sie um ihrer selbst willen zu betreiben, ist inakzeptabel!

1.3 Fehlerquellen

Scheinbare Fehlbestimmungen der Laborwerte basieren meist auf Fehlern, die schon während oder vor der Blutentnahme gemacht wurden. Für diese präanalytischen Fehler ist meist allein der abnehmende Arzt verantwortlich.

Insbes. bei selten durchgeführten Analysen ist deshalb ein vorheriges Gespräch mit dem Laborarzt bezüglich der präanalytischen Bedingungen sinnvoll.

1.3.1 Typische Fehler

- Fehlende oder unzureichende Kennzeichnung der Probe mit Name, Vorname, Geburtsdatum und ggf. Zeitpunkt der Entnahme.
- Beschriftung von Deckeln oder alleinige Beschriftung von Verpackungen, die nach dem Entfernen nicht mehr eindeutig zuzuordnen sind.
- Inkomplett ausgefüllte Anforderungsformulare.
- Falsche Vorbereitung des Patienten:
  - Patient nicht nüchtern gelassen bei Abnahme bestimmter Stoffwechselparameter.
  - Nahrungskarenzen nicht eingehalten, z.B. serotoninarme Kost bei Bestimmung von Hydroxyindolessigsäure.
  - Medikationspausen nicht berücksichtigt, z.B. β-Blocker bei Katecholaminbestimmungen, ACE-Hemmer bei Reninbestimmungen.
  - Körperlichen Stress des Patienten nicht berücksichtigt bei Katecholaminbestimmungen.
  - Operative oder ärztliche Eingriffe vor Blutentnahmen nicht bedacht, z.B. bei PSA- oder Kortisolbestimmung.
- Falsche Materialabnahme: Falsches Volumen, falsches Röhrchen (im Zweifelsfall Rückfrage vor Entnahme!).
- Falsche Materiallagerung: Zu lange oder falsch, z.B. Blut für NH_3-Bestimmung nicht auf Eis.

- Keine ausreichende Durchmischung bei Proben mit antikoagulatorischen Zusätzen.
- Kontamination des Materials bei mikrobiologischer Diagnostik, z. B. beim eigentlich nicht erforderlichen Nadelwechsel nach einer Blutkulturentnahme zum Beschicken der Medien.

1.3.2 Beeinflussende Faktoren

Ergebnisse von Laborwerten können in physiologischer Weise beeinflusst werden von:
- Geschlecht, Gravidität (z. B. rotes und weißes Blutbild).
- Alter (z. B. Blutgase, Fettstoffwechsel).
- Körpergewicht bzw. -oberfläche (glomeruläre Filtration → Kreatinin-Clearance).
- Zirkadianer Rhythmik (z. B. Hormone).
- Stress, Operationen (z. B. Katecholaminstoffwechsel).
- Körperlage, Bettruhe (z. B. Aldosteron, Reninbestimmung).

Weitere Einflussgrößen sind:
- Medikamente ☞ Kap. 1.3.3.
- Chronischer Nikotinabusus (CO-Hb und Leukozyten erhöht).
- I.v.-Drogenabusus (z. B. Urin-pH niedrig durch Ascorbinsäure, Kristallurie u. a. durch Talkum).
- Diäten/Essgewohnheiten (z. B. Eisen- und Vitaminstoffwechsel).
- ⚠ Verfälschte Werte durch Desinfizienzien (Blutalkoholbestimmung) oder Lokalanästhetika.

1.3.3 Einfluss durch Medikamente

☞ Tab. 1.1.

Tab. 1.1 Einfluss von Medikamenten auf Laborwerte

Laborwert	Medikamente (Auswahl)
Alkalische Phosphatase	↑: Allopurinol, Carbamazepin, Co-trimoxazol, Cyclophosphamid, Erythromycin, Goldpräparate, Isoniacid, Ketokonazol, Methotrexat, α-Methyldopa, Naproxen, Nitrofurantoin, Oxacillin, Papaverin, Penicillamin, Phenobarbital, Phenytoin, Primidon, Propylthiouracil, Ranitidin, Rifampicin, Trimethoprim/Sulfamethoxazol, Sulfasalazin, Valproinsäure, Verapamil
Valproinsäure	↓: Clofibrat, orale Kontrazeptiva
Bilirubin	↑: Androgene, Acetylsalicylsäure, Azathioprin, Captopril, Carbamazepin, Carbimazol, Chlorpromazin, Co-trimoxazol, Erythromycin, Goldpräparate, Halothan, Isoniacid, Methotrexat, α-Methyldopa, Naproxen, Nitrofurantoin, Paracetamol, Penicillamin, Phenytoin, Propylthiouracil, Ranitidin, Rifampicin, Trimethoprim/Sulfamethoxazol, Sulfasalazin
Cholesterin	• ↑: Thiaziddiuretika, orale Kontrazeptiva (außer Minipille) • ↓: Längerfristige Medikation mit Vitamin C (in vitro)
γ-GT	• ↑: Carbamazepin, Erythromycin, orale Kontrazeptiva (nicht Minipille), Oxacillin, Phenytoin • ↓: Fibrate
Harnsäure	• ↑: Thiazid- und Schleifendiuretika, Pyrazinamid, Nikotinsäureester, Ciclosporin • ↓: Allopurinol, Fenofibrat, Phenylbutazon, Azlocillin
Kreatinin	↑: Cimetidin, Co-trimoxazol, Ciclosporin, Mefenaminsäure
Kalzium	• ↑: Tamoxifen • ↓: Lithium, Propranolol

1.4   Hautdesinfektion

1.4.1 Kategorie I (geringes Infektionsrisiko)

Indikationen: Intra-, subkutane und intravenöse Injektionen und Blutentnahmen.

Durchführung: Hautdesinfektionsmittel (z.B. Dibromol® farblos) auftragen (Spray oder getränkten Tupfer). Die Einwirkzeit ist beendet, wenn der Feuchtglanz der Haut durch Verdunsten des Alkohols verschwunden ist, was ca. 30 Sek. dauert.

Cave: Hände- und Hautdesinfektionsmittel sind nicht das Gleiche: Erstere (z.B. Sterilium®) enthalten rückfettende Zusätze, die bei der Hautdesinfektion stören, weil Pflaster darauf schlechter haften.

1.4.2 Kategorie II (mittleres Infektionsrisiko)

Indikationen: Intravenöse Verweilkanülen/-katheter, intramuskuläre Injektionen, Blutkulturen.

Durchführung: Wie bei Kategorie I.
Nach ca. 30 Sek. erneutes Auftragen des Desinfektionsmittels und Abwischen mit einem sterilen Tupfer.

1.4.3 Kategorie III (hohes Infektionsrisiko)

Indikationen: Operationen, Punktionen von Körperhöhlen, insbes. Gelenkpunktionen.

Durchführung: Reinigung der Haut, Enthaarung und Entfettung falls erforderlich. Zweimaliges Auftragen des Desinfektionsmittels zu je 2,5 Min., Gesamteinwirkzeit 5 Min.; Arzt muss sterile Handschuhe und Mundschutz tragen.

1.5 Materialien

1.5.1 Blut

Materialgewinnung

- Standardisierte Entnahmesets mit Einmal- oder Butterfly-Kanüle® (teuer) verwenden.
- Immer zur gleichen Zeit (ca. 7:00–8:00 Uhr) abnehmen (Ausnahmen bei zirkadianen Werten, z. B. Kortisol). Medikamentenspiegel werden i. d. R. vor der morgendlichen Einnahme bestimmt.
- Maximal 2 Min. stauen: 10–20 mmHg unter diastolischem RR-Niveau (Radialispuls bleibt palpabel).
- Schnelle Aspiration (Gefahr der Hämolyse) und Paravasate vermeiden. Bei Problemen, eine geeignete Vene zu finden, ggf. große Vene (z. B. Vena femoralis) punktieren oder Kollegen rufen.
- Zu starke Gewebekompression bei Kapillarblutentnahme vermeiden (Verdünnung durch Extrazellularflüssigkeit).
- Auf passende Röhrchenzusätze achten (☞ Tab. 1.2)
- Proben mit antikoagulatorischen Substanzen vorsichtig durchmischen (bei Fertigsystemen kaum problematisch).

Tab. 1.2 Röhrchenzusätze

Blutbe-standteil	Röhrchen-zusatz	Einsatzbeispiel
Serum	Plastik-kügelchen	Serologie, Kreuzprobe, Eiweiß-elektrophorese, klinische Chemie
Plasma	Natriumzitrat	Gerinnungsteste
	Lithiumheparin	Klinische Chemie. Besonders vorteilhaft bei mit Heparin behandelten Pat. (keine „Nachgerinnung")
	Natriumfluorid	Laktat, Glukose
Vollblut	EDTA	Hämatologie (für Zellzählungen obligatorisch, z. B. Blutbild)

Materialverarbeitung

- Material rasch verarbeiten oder versenden (< 30 Min.).
- Besondere Versandvorschriften beachten (gerade bei teuren Spezialuntersuchungen essenziell, da Doppeluntersuchungen zu doppelten Kosten führen).
  Beispiele:
  – Komplementaktivität sinkt in vitro bei zu langen Versandzeiten.
  – Durch zu spätes Abseren kommt es zu einer Hämolyse (LDH $\uparrow$, K^+ $\uparrow$).
  – Zu lange Versandzeiten bedingen stoffwechselbedingte Veränderungen (z.B. sinkt der BZ durch Erythrozytenstoffwechsel).
- Besonderheiten:
  – Humorale Immunteste (Antikörper, Komplement, lösliche Zyto- und Chemokine): Sofort Serum oder Plasma abzentrifugieren und tiefgefrieren.
  – Zelluläre Immunteste (Phänotypisierung, Funktionsteste): Sofort ins Labor bringen, keine Kühlung der Materialien!
  – PCR-Diagnostik: Heparinhaltige Medien schlecht oder ungeeignet (Inhibitor der PCR).

1.5.2 Mittelstrahlurin (MSU)

Indikationen

Methode der Wahl für orientierende bakteriologische Urinuntersuchung und für qualitative Untersuchungen (z.B. Urinstix).

Materialgewinnung

Geeignet ist **Morgenurin** (hohe Keimzahlen); letzte Miktion vor nicht weniger als 3 h.

- Probeentnahme vor Beginn der Antibiotikatherapie; tritt innerhalb von 3 d keine Besserung ein, Kontrolluntersuchung durchführen.
- Vorgehen:
  - Hände mit Seife waschen und mit Einweghandtuch abtrocknen.
  - Genitale (v. a. bei Frauen) mit in sauberes Wasser getauchten Tupfern reinigen, dann mit einem zweiten Tupfer in gleicher Weise nachreinigen.
  - Erste Urinportion (ca. 50 ml) in die Toilette oder ein Gefäß entleeren, dann – ohne den Harnstrahl zu unterbrechen – etwa 5 ml Harn im vorher griffbereit abgestellten sauberen Transportgefäß auffangen. Verschluss aufsetzen und entweder Probe bis zum Transport im Kühlschrank bei 4 °C lagern oder in vorgefertigten Nährmedienträger (z. B. Uricult®) eintauchen und bei 37 °C bebrüten.

Materialverarbeitung

Besonderheiten:
Porphyrine i. U.: Lichtschutz (im abgedunkelten Gefäß sammeln lassen).

1.5.3 24-h-Sammelurin

Indikationen

Für quantitative Untersuchungen (z. B. Elektrolytausscheidung).

Materialgewinnung

- In sauberem Gefäß sammeln. Gelegentlich sind Spezialgefäße erforderlich oder spezielle Reagenzien vorzulegen, Laborarzt fragen.
- Intervall (i. d. R.):
  - 8:00 Uhr Tag 1 = Beginn.
  - 8:00 Uhr Tag 2 = Ende.
- Vor Sammelbeginn Blase leeren, Urin verwerfen.

- Gesamtmenge notieren.
- Von dem gut durchmischten Urin erforderliche Menge zur Untersuchung abgeben.

1.5.4 Katheterurin

Indikationen

Einwandfreie Gewinnung von Mittelstrahlurin nicht möglich, Blasenpunktion kommt nicht in Betracht.

Materialgewinnung

- Grundsätzlich Einwegkatheter verwenden.
- Sorgfältige Reinigung des Genitale vor dem Eingriff (☞ Kap. 1.5.2). Einmalkatheterisierung unter sterilen Kautelen wie bei der Dauerkatheterisierung.
- Risiko einer Keimeinschleppung wird insbes. bei der Frau nur dann ausreichend gemindert, wenn spezielle Untersuchungseinrichtungen (gynäkologischer Untersuchungsstuhl) zur Verfügung stehen.
- Dauerkatheterträger: Urin keinesfalls aus Urinbeutel entnehmen. Entnahme nach sorgfältiger Desinfektion per Katheterpunktion im proximalen Abschnitt.

1.5.5 Blasenpunktionsurin

Sicherste Grundlage eines aussagekräftigen mikrobiologischen Befunds. Gefahr der Kontamination des Urins nahezu ausgeschlossen.

Indikationen

- Keine einwandfreie Gewinnung von Mittelstrahl- und Katheterurin (z. B. bei Phimose).
- Wiederholt uneinheitliche bakteriologische und zelluläre Befunde, Mischinfektionen. Blasenpunktion setzt gefüllte Blase voraus.

Materialgewinnung

- Entfernung der Schamhaare und Hautdesinfektion Kategorie II im Bereich der Punktionsstelle.
- Punktionsstelle 1–2 QF oberhalb der Symphyse, Stichrichtung senkrecht zur Hautoberfläche.
- Stufenweise Infiltration des Subkutangewebes und der vorderen Blasenwand mit einem Lokalanästhetikum (z.B. Lidocain, Mepivacain). Keine Injektion in die Blase, da Lokalanästhetika bakterizid sind!
- Punktion der Harnblase, nach Punktion Kanüle rasch zurückziehen und Punktionsstelle einige Min. mit Tupfer komprimieren.

1.6 Diäten

Bei einigen Untersuchungen muss vorab über ein bestimmtes Intervall eine definierte Nahrungsvorschrift eingehalten werden, z.B. bei Bestimmungen der ☞ Katecholamine, ☞ Serotonin, ☞ Glukosetoleranz-Test und ☞ Fettstoffwechseldiagnostik.

2

Laborwerte-
verzeichnis

ACE ++

Synonym: Angiotensin Converting Enzyme, Angiotensinkonversionsenzym.

RB 8–28 mU/ml.

MA 2 ml Serum.

DD Verlaufsparameter zur Beurteilung der Krankheitsaktivität einer Sarkoidose.
- ↑: Sarkoidose (und andere Granulomatosen), Hyperthyreose, HIV-Infektion, chronische Lungenerkrankungen, Plasmozytom, Speicherkrankheiten.
- ↓: Medikation mit ACE-Hemmern, nicht jedoch mit AT_1-Rezeptor-Antagonisten.

Acetylcholinrezeptor-Antikörper +++

RB ≤ 5 nmol/ml (5 µmol/l).

MA 15 ml Serum.

☹ Es gibt starke individuelle Unterschiede zwischen den Ak der Patienten und den dazugehörigen Epitopen auf dem Acetylcholinrezeptor. Darauf (fehlende Kreuzreaktivität mit Bungarotoxin, dem Ag in den Nachweisverfahren) beruht möglicherweise der im Einzelfall negative Test.

DD
- Positiv bei mehr als 90 % der Fälle von generalisierter Myasthenie. Die absolute Titerhöhe korreliert nicht mit der Schwere der Erkrankung, jedoch korreliert der individuelle Titerverlauf mit der Krankheitsaktivität.
- In niedrigen Titern bei ca. 70 % der Fälle von okulärer Myasthenie positiv.

A
B
C

Synonym: Adrenokortikotropes Hormon.

RB **Erwachsene/Kinder:**
- **7:00–10:00 Uhr:** 9–52 pg/ml.
- **20:00–22:00 Uhr:** < 30 pg/ml.

MA 3 ml EDTA-Plasma, Li-Heparinat-Plasma.
Im Gegensatz zu älteren Empfehlungen muss Blut heute nicht mehr abgesert und Plasma tiefgefroren werden. Der Transport ins Labor sollte lediglich innerhalb von 24 h erfolgen. Wegen der zirkadianen Rhythmik mit morgendlichen Höchstwerten um 8:00 Uhr abnehmen.

⟨!⟩ Parallelbestimmung von ☞ Kortisol empfehlenswert.

DD
- ↑↑↑: M. Addison (primäre Nebennierenrindeninsuffizienz).
- ↑↑: Ektope ACTH-Produktion, z.B. bei Bronchialkarzinom.
- ↑: Zentraler M. Cushing.
- ↓: Cushing-Syndrom bei Nebennierenrindenautonomie/-tumor, Hypopituitarismus.

Synonym: Antidiuretisches Hormon.

RB $\leq 6{,}7$ pg/ml.

MA 3 ml EDTA-Plasma.

Das Blut unmittelbar vor der Untersuchung im untersuchenden Labor abnehmen oder innerhalb von 30 Min. nach Abnahme zentrifugieren und das Plasma bis zur Untersuchung tiefgefrieren.

Nach Möglichkeit alle Medikamente mindestens 48 h vor der Blutentnahme absetzen. Beeinflussung durch Alkohol, Kaffee, Tee; diese Substanzen müssen 48 h vor der Blutentnahme gemieden werden.

⚠ Die ADH-Ausschüttung wird durch eine Vielzahl von Medikamenten beeinflusst, u.a. durch Phenytoin, Lithium, Methylxanthine (Theophyllin, Koffein, Theobromin) und sämtliche Medikamente mit Einfluss auf das Herz- und Kreislaufsystem sowie die Wasser- und Elektrolythomöostase. Um zu interpretierbaren Ergebnissen zu kommen, sollten daher alle Medikamente 48 h vor der Untersuchung abgesetzt werden, sofern nicht kontraindiziert.

Eine Interpretation ist nur möglich in Kenntnis von Serum- und Urinosmolalität sowie Blutdruck und Hydratationszustand zum Zeitpunkt der Blutentnahme, diese müssen daher parallel bestimmt werden.

Bei V. a. Diabetes insipidus: Patient über Nacht nicht trinken lassen, sofern nicht kontraindiziert (dadurch Stimulation der ADH-Sekretion), Durstversuch.

Bei V. a. SIADH: Patient unmittelbar vorher 1500 ml Mineralwasser trinken lassen, sofern nicht kontraindiziert (dadurch Suppression der ADH-Sekretion).

DD · ↑: Akute intermittierende Porphyrie, Lungenerkrankungen, Lebererkrankungen, Hirnerkrankun-
gen, paraneoplastisch, v.a. bei Bronchialkarzinom,
aber auch bei anderen Malignomen.
· →: Diabetes insipidus: Diabetes insipidus centralis, Alkoholismus, nephrotisches Syndrom, psychogene Polydipsie.

Adrenalin im Plasma, im Urin   +++

RB · **Plasma:** 30–85 ng/l (165–468 pmol/l).
· **Urin:** Altersabhängig:
 – *Erwachsene:* 4–20 µg/24 h (22–110 nmol/l,
 Sammelurin).
 – *Kinder:* < 2 Jahre: < 75 µg/g Kreatinin
 (< 47 nmol/mmol Kreatinin, Spontanurin).
 2–8 Jahre: < 35 µg/g Kreatinin (< 22 nmol/
 mmol Kreatinin, Spontanurin).
 9–16 Jahre: < 25 µg/g Kreatinin (< 16 nmol/
 mmol Kreatinin, Spontanurin).

MA 20 ml eines 24-h-Sammelurins auf 10 ml Eisessig
oder Salzsäure 10 % (Rücksprache Labor). Urin vor
Entnahme des Aliquots gut mischen. Bei Kindern erfolgt die Untersuchung im angesäuerten Spontanurin.
Schwere körperliche Aktivität meiden. Wenn möglich, keine Barbiturate, Salizylate, Antihypertonika
mit Beeinflussung der Adrenalinausschüttung (8 d
Therapiepause). Keine Röntgenkontrastmittel, die
während der Sammelperiode über die Niere ausgeschieden werden.
Diät: Verzicht auf Alkohol, Kaffee, Tee, Vit. B, Bananen.
Bestimmung im Plasma: Patient muss nach Legen eines venösen Zugangs 30 Min. liegen.

(!) Neben Adrenalin sollten Noradrenalin, Dopamin, evtl. Homovanillin- und Vanillinmandelsäure bzw. Metanephrine i.U. bestimmt werden. Die zusätzliche Bestimmung von Metanephrinen/Adrenalin im Plasma kann hilfreich sein.

DD
- ↑↑: Phäochromozytom, Neuroblastom, Ganglioneurom, schwere arterielle Hypertonie.
- ↑: Karzinoid, Cushing-Syndrom, akuter Myokardinfarkt.
- Bei krisenhafter Hypertonie kann der Befund auch bei Vorliegen eines Phäochromozytoms normal sein, wenn nicht während einer Blutdruckkrise gesammelt wurde.
- Deutlich niedrigere Grenzwerte bei Kindern und Säuglingen, wichtig in der Neuroblastomdiagnostik.

☞ Dopamin i.U.
☞ Noradrenalin i.U.
☞ Homovanillinsäure i.U.

Albumin im Liquor   +

RB 10–35 mg/dl (0,1–0,35 g/l).
Quotient Albumin i.S. : Albumin i.L. ≤ 0,007.

MA 1 ml Liquor.

(!) Bestimmung der Liquorkonzentration allein nicht hilfreich, zur Berechnung des Serum-Liquor-Quotienten ist die parallele Bestimmung von Albumin i.S. notwendig.

DD ↑: Störungen der Blut-Liquor-Schranke.
☞ Liquoranalyse.
☞ IgG i.L.

Albumin im Serum +

RB   3,7–5,3 g/dl (37–53 g/l).

MA   1 ml Serum.

DD   ↑: Pseudohyperalbuminämie bei Exsikkose.
↓: Enteraler oder renaler Proteinverlust, Verbrennungen mit dermalem Proteinverlust, Malabsorption, akute und chronische Infektionen, maligne Erkrankungen, Leberzirrhose, Schwangerschaft.

Albumin im Urin +++

RB   • ≤ 20 mg/l.
• ≤ 30 mg/24 h.

MA   50 ml Urin, bei Bezug auf Kreatinin i.U.:
2. Morgenurin.

DD   ↑: Geschädigter glomerulärer Filter: Frühsymptom bei diabetischer Nephropathie. Zusammen mit anderen Proteinen bei anderen Erkrankungen der Niere und der ableitenden Harnwege. Zur Differenzierung der Harnproteine ☞ Disk-Elektrophorese durchführen.

Aldosteron im Serum +++

RB
- **Liegend:** 12–150 ng/l.
- **Stehend:** 40–310 ng/l.

MA
1 ml Serum, tiefgefroren.
Bettruhe mindestens 2 h vor Blutentnahme, 2- bis 6-facher Anstieg nach 2 h Orthostase (auch Bestimmung unter Orthostase möglich).
Wenn nicht kontraindiziert, 8 d vor dem Test Antihypertensiva, Diuretika, β-Blocker, Laxanzien, Kortikosteroide, Antidepressiva und 3 Wo. vorher Aldosteronantagonisten absetzen.

DD
↑: Hyperaldosteronismus, zur Differenzierung primär/sekundär ☞ Renin bestimmen.
↓: Nebennierenrindeninsuffizienz, Hypopituitarismus.

Alkalische Phosphatase +++

Synonym: AP.

RB
- **Erwachsene:** 60–180 U/l (jeweils Gesamt-AP).
- **Kinder** (bei Kindern hauptsächlich Knochenisoenzym)**:**
  – Bis 10 d: 110–450 U/l.
  – Bis 12 Mon.: 110–700 U/l.
  – Bis 8 J: 110–600 U/l.
  – Bis 15 J: 110–700 U/l.

MA
1 ml Serum.
Im Einzelfall postprandiale Erhöhung der Darm-AP möglich, daher nach Möglichkeit 12-stündige Nahrungskarenz.

!
Bei unklarer Veränderung Auftrennung der Isoenzyme. Dies ist jedoch selten indiziert, da Differenzierung meistens durch parallele Bestimmung von ☞ γ-GT und ☞ LAP möglich.

Falsch erhöhte Werte finden sich bei Einnahme folgender Medikamente: Allopurinol, Carbamazepin, Co-trimoxazol, Cyclophosphamid, Erythromycin, Goldpräparate, Isoniacid, Ketokonazol, Methotrexat, α-Methyldopa, Naproxen, Nitrofurantoin, Oxacillin, Papaverin, Penicillamin, Phenobarbital, Phenytoin, Primidon, Propylthiouracil, Ranitidin, Rifampicin, Trimethoprim/Sulfamethoxazol, Sulfasalazin, Valproat, Verapamil.

DD
- **Leber-AP über 120 U/l ↑:** Hepatozelluläre Schädigung.
- **Gallengangs-AP ↑:** Cholestase, Cholangiokarzinom, hepatozelluläres Karzinom, Leberfiliae.
- **Knochen-AP über 90 U/l ↑:** Ostitis deformans, Rachitis, Osteomalazie, Hyperparathyreoidismus, Fraktur, Osteomyelitis, maligne Erkrankungen, physiologisch im Wachstum.
- **Plazenta-AP ↑:** Eventuell bei malignen Erkrankungen, physiologisch im letzten Schwangerschaftsdrittel.
- **Dünndarm-AP über 90 U/l ↑:** Leberzirrhose, Cholestase, chronische Hämodialyse, entzündliche Dünndarmerkrankungen, bei Blutgruppe B und 0 physiologisch möglich.

Synonyma: Antimitochondriale Ak, Antimikrosomale Ak.

A
B
C

RB < 1 : 40.

MA 5 ml Serum.

① Neun Subtypen gegen verschiedene mitochondriale Ag bekannt (M_1–M_9), in unklaren Fällen Subtypisierung durchführen lassen.

DD • ↑↑: Fast alle Fälle von primär biliärer Zirrhose (Anti-M_2, hochspezifisch, Anti-M_4 und Anti-M_9).
    • ↑: Lues II (Anti-M_1), systemischer Lupus erythematodes (Anti-M_5), medikamenteninduzierter Lupus (Anti-M_3); Überlappungssyndrom von primär biliärer Zirrhose und chronisch-aktiver Hepatitis (Anti-M_4); Kardiomyopathie (Anti-M_7).
    • Unter Umständen unspezifisch positiv bei Personen mit Kontakt zu Patienten mit primär biliärer Zirrhose; diese Ak richten sich gegen dieselben Proteine wie die Anti-M_2- bis Anti-M_4- oder Anti-M_9-Ak, allerdings gegen andere Epitope (sog. NOMAs = natural occuring mitochondrial antibodies). ☞ Tab 2.10.

δ-Aminolävulinsäure im Urin   +++

Synonym: 5-ALA, ALS.

RB < 6,5 mg/24 h (< 50 µmol/24 h).

MA 20-ml-Aliquot eines ☞ 24-h-Sammelurins. Urin im lichtgeschützten Gefäß sammeln und versenden, Urinvolumen angeben.

DD ↑: Bleiintoxikation, akute intermittierende Porphyrie, Porphyria variegata (in akuter Krankheitsphase), hereditäre Koproporphyrie.
    Zur Differenzialdiagnose ☞ Porphyrine i.U.

RB
- **Frauen:** 19–82 µg/dl (11,2–48,2 µmol/l).
- **Männer:** 25–94 µg/dl (14,7–55,3 µmol/l).
- **Neugeborene:**
  – 1. d< 245 µg/dl (< 144 µmol/l).
  – 5.–6. d< 228 µg/dl (< 134 µmol/l).

MA   3 ml EDTA-Plasma, Blutentnahme im Labor oder sofortige Aufbereitung in Kühlzentrifuge und tiefgefrieren.

DD   ↑: Portosystemische Enzephalopathie, höher bei Leberausfallskoma als bei Leberzerfallskoma, hereditäre Hyperammonämien, hochdosierte Chemotherapie.

RB   40–130 U/l.

MA   1 ml Serum oder 1 ml Heparinplasma, laborabhängig.

(!)   Bei unklaren Erhöhungen Auftrennung in Pankreas- und Parotis-Isoenzym möglich, aber selten indiziert, da Differenzierung durch Parallelbestimmung von ☞ Lipase meistens problemlos.

DD   ↑: Pankreatitis, Pankreasaffektionen, Parotitis, Parotisaffektionen, Makroamylasämie, Niereninsuffizienz, Schwangerschaft, chronisch-entzündliche Darmerkrankungen.
Bei unklaren Veränderungen ☞ Amylase i.U. bestimmen.

ANA

A
B
C

Synonyma: Antinukleäre Ak, ANF (antinukleäre Faktoren).

RB ≤ 1 : 160.

MA 5 ml Serum.

☉ Heterogene Gruppe von Autoantikörpern gegen verschiedene nukleäre Ag, Suchtest für chronische Erkrankungen mit veränderter Immunitätslage.

DD
- ↑: Kollagenosen: Systemischer Lupus erythematodes, diskoider Lupus erythematodes, Sjögren-Syndrom, Sklerodermie, Sharp-Syndrom = Mixed connective tissue disease, medikamentös induzierter Lupus, rheumatoide Arthritis, Polymyositis, Dermatomyositis (≤ 50 %).
- Fakultativ ↑: Chronische Hepatitis (ca. 30 %), primär biliäre Zirrhose (25–40 %), chronische Hämodialyse, bei Gesunden > 60 Jahre (≤ 25 %).

Autoantikörper bei Kollagenosen ☞ Tab. 2.11.

ANCA

Synonym: Antineutrophile zytoplasmatische Ak.

RB ≤ 4.

MA 5 ml Serum.

☉ Die Ak richten sich gegen zwei verschiedene zytoplasmatische Ag in neutrophilen Granulozyten: Myeloperoxidase (= Anti-MPO = pANCA = ANCA mit perinukleärem Fluoreszenzmuster) und Proteinase 3 (= PR3-ANCA = cANCA = ANCA mit zytoplasmatischem Fluoreszenzmuster). Atypische ANCA (= xANCA) ohne charakterisiertes Zielantigen treten bei der Colitis ulcerosa und der primär sklerosierenden Cholangitis auf.

Fehlender Nachweis von ANCA schließt eine Vaskulitis nicht aus!

DD

- **Wegenersche Granulomatose:** Bei 90 % Nachweis von cANCA, bei 10 % Nachweis von pANCA; z. T. pulmorenales Syndrom.
- **Panarteriitis nodosa:** Häufig auch ANA ↑, Rheumafaktor ↑, oft Nachweis von HBsAg bzw. Anti-HBs, ☞ Hepatitisserologie.
- **Churg-Strauss-Syndrom:** Bei 60 % Nachweis von mindestens einem der beiden Autoantikörper, meist pANCA; Eosinophilie.
- **Mikroskopische Polyangiitis:** Bei 50 % Nachweis von mindestens einem der beiden Autoantikörper; häufig pulmorenales Syndrom.
- **Fakultativ** ↑: Colitis ulcerosa (75 %), primär sklerosierende Cholangitis (75 %), primär biliäre Zirrhose (30 %), M. Crohn (20 %), unter Umständen Autoimmunhepatitis Typ 1, ☞ Tab. 2.11.
- **Falsch-positive cANCA werden bei floriden Infektionen (Pneumonie, HIV) und monoklonaler Gammopathie gefunden. Positive pANCA werden auch bei chronisch entzündlichen Darmerkrankungen und Autoimmunhepatitis nachgewiesen.**

A
B
C

Synonym: GADA.

RB < 1500 IU/ml.

MA 1 ml Serum.

⚠ GADA persistieren nach Beginn eines Diabetes mellitus sehr viel länger als ☞ ICA und können daher auch bei mehrjährigem Krankheitsverlauf eines autoimmunbedingten Diabetes mellitus noch erhöht sein.

DD ↑: Bei 90 % der Typ-1-Diabetiker bei Erstmanifestation, bei Verwandten 1. Grades von Diabetikern (ohne klinische Manifestation). Hohe Ak-Titer oft bei Diabetes-Manifestation jenseits des 20. Lebensjahres (= LADA: latent autoimmune diabetes in adults).

Gleichzeitige Untersuchung auf ☞ Inselzell-Autoantikörper (ICA), ☞ Tyrosin-Phosphatase-Ak (IA2-An) und ☞ Insulin-Autoantikörper (IAA) erhöht die diagnostische Sicherheit bezüglich der Prädiktion des Auftretens eines Diabetes mellitus.

RB	Negativ.
MA	5 ml Vollblut.
⚠	Obligat in der Schwangerenvorsorge und bei der Blutgruppenserologie.
DD	Bei positivem Test Untersuchung in der 27. Schwangerschaftswo. wiederholen, ggf. Untersuchung auf Ak gegen Erythrozyten des Kindsvaters. Nachgewiesen werden normalerweise nicht vorkommende = irreguläre Antikörper gegen definierte Ag auf Testerythrozyten. ☞ Coombs-Test. ☞ Kältehämolysine. ☞ Donath-Landsteiner-Hämolysine.

A
B
C

Antithrombin +

Synonym: AT.

RB	• Aktivität: 80–120 %. • Konzentration: 0,14–0,39 g/l.
MA	5 ml Zitratblut, sofortige Verarbeitung im Labor oder sofortige Zentrifugation und Versand des tiefgefrorenen Plasmas.
DD	• ↑: Cholestase, Therapie mit Kumarinderivaten. • ↓: Verbrauchskoagulopathie: Obligate Untersuchung bei Verdacht auf disseminierte intravasale Gerinnung (☞ Fibrinspaltprodukte, ☞ Fibrin-Dimere, ☞ Fibrinogen), sehr früher Marker der Verbrauchskoagulopathie. Therapie mit Heparin, Einnahme von Ovulationshemmern, Lebersynthesestörung, nephrotisches Syndrom, hereditärer AT-Mangel.

- Bei Verdacht auf hereditären AT-Mangel sind Mehrfachbestimmungen obligat, evtl. in größerem zeitlichen Abstand.
- Bei der Diagnostik der Thrombophilie ist die Bestimmung der AT-Aktivität notwendig, da auch bei normaler Konzentration funktionelle Defekte nicht auszuschließen sind.

α_1-Antitrypsin +++

RB · 190–350 mg/dl.
· Im Kindesalter höhere Werte, ca. 150–400 mg/dl.

MA 1 ml Serum.

⚠ Bei Verdacht auf α_1-Antitrypsin-Mangel (pathologische Elektrophorese) sollte eine Phänotypisierung durchgeführt werden, um die Notwendigkeit einer Substitution abschätzen zu können. Die Aktivität sollte sicher über 35 % der Norm liegen. Parallel CRP mitbestimmen, um eine interkurrente Entzündung auszuschließen.

DD · ↑: Entzündungen als Akute-Phase-Protein.
· ↓: Icterus prolongatus neonatorum, kindliche Leberzirrhose, kindliche Lungenerkrankung, Leberzirrhose Erwachsener, Lungenemphysem Erwachsener.

APC-Resistenz ++

Synonyma: Resistenz gegen aktiviertes Protein C, Faktor-V-Leiden.

RB > 2,3 oder niedriger (vom Hersteller abhängig).

MA 5 ml Zitratblut.

DD
- APC-Ratio < 2,3 und > 1,5: Heterozygote Faktor-V-Mutation. APC-Ratio < 1,5: Homozygote Faktor-V-Mutation – bei postivem Test Beratung der Familie.
- Basisdiagnostik der Thrombophilie bei Patienten mit Thrombosen oder Thrombembolien, sehr häufige hereditäre Störung mit Thrombophilie.
- Interferenz mit ☞ Lupusantikoagulans möglich.
- Bei positivem Test Nachweis der Punktmutation durch Polymerasekettenreaktion (PCR) möglich (teuer).

Basalmembran-Antikörper +++ €

Gegen alveoläre und glomeruläre Basalmembran

RB < 1 : 40.

MA 1 ml Serum.

DD ↑: Goodpasture-Syndrom, M. Ceelen.

Gegen epidermale Basalmembran

RB Negativ.

MA 1 ml Serum.

DD ↑: Herpes gestationis, bullöses Pemphigoid (in 70–80 %), lineare IgA-Dermatose = IgA-Pemphigoid (in 10–30 %).

⚠ Evtl. Bestimmung von Stachelzelldesmosomen-Ak. Serologie ersetzt nicht die Hautbiopsie.

RB
- **Gesamtbilirubin:** ≤ 1 mg/dl (≤ 17,1 µmol/l).
- **Indirektes Bilirubin:** ≤ 0,7 mg/dl (≤ 12 µmol/l).
- **Direktes Bilirubin:** ≤ 0,3 mg/dl (≤ 5,1 µmol/l).

MA
A
B
C

2 ml Serum lichtgeschützt.
Bilirubinkonzentration fällt in nicht lichtgeschützten Proben stark ab. Hämolyse der Probe führt zu falsch niedrigen Bilirubinwerten.

⚠ Eine Differenzierung direktes/indirektes Bilirubin ist erst ab Gesamtbilirubin ≥ 2 mg/dl sinnvoll ☞ Bilirubin i.U.

DD
- **Vorwiegend indirektes Bilirubin ↑:** Hämolytische Anämie, ineffektive Erythropoese (Perniziosa, Thalassämie), Resorption großer Hämatome, Meulengracht-Syndrom, Crigler-Najjar-Syndrom, Icterus neonatorum, medikamentös bedingt (Vit. K, Chloramphenicol), Leberparenchymschaden unterschiedlicher Ätiologie. Gesamtbilirubin > 3 mg/dl spricht eher gegen Hämolyse.
- **Vorwiegend direktes Bilirubin ↑:** Posthepatischer Ikterus = Verschlussikterus, Leberparenchymschaden unterschiedlicher Ätiologie, Rotor-, Dubin-Johnson-Syndrom, rezidivierende Schwangerschaftscholestase und medikamentös bedingt (durch Androgene, Azetylsalizylsäure, Azathioprin, Captopril, Carbamazepin, Carbimazol, Chlorpromazin, Co-trimoxazol, Erythromycin, Goldpräparate, Halothan, Isoniacid, Methotrexat, α-Methyldopa, Naproxen, Nitrofurantoin, Paracetamol, Penicillamin, Phenytoin, Propylthiouracil, Ranitidin, Rifampicin, Trimethoprim/Sulfamethoxazol, Sulfasalazin).

RB Negativ.

MA 20 ml Urin.

DD Bilirubin ist i.U. nur nachweisbar bei erhöhter Serumkonzentration des direkten, konjugierten Bilirubins. ☞ Bilirubin i.S.
DD Ikterus ☞ Tab. 2.1.

Tab. 2.1 Differenzialdiagnose des Ikterus

	Hämolytischer Ikterus	Intrahepatischer Ikterus	Verschlussikterus
Stuhlfarbe	Normal	Acholisch	Acholisch
Bilirubin i.U.	Normal	↑↑	↑↑
Urobilinogen i.U.	↑↑	↑	Normal
Direktes Bilirubin i.S.	Normal bis ↑	↑	↑↑
Indirektes Bilirubin i.S.	↑↑	↑	Normal bis ↑↑

RB Negativ.

MA Frischer ☞ Mittelstrahlurin.
Für Beurteilung der Erythrozytenmorphologie 2. Morgenurin nehmen und Urin unverzüglich aufarbeiten.

A
B
C

⚠ Hämaturie (vollständige Erythrozyten i.U.) führt im Streifenschnelltest zu einem gesprenkelten Farbumschlag, Hämoglobinurie (☞ Hämoglobin i.U.) zu einem homogenen Farbumschlag des entsprechenden Feldes.

DD
- ↑↑↑: Tumoren der Nieren und ableitenden Harnwege, Antikoagulanzientherapie, hämorrhagische Diathese, Tuberkulose, Zystennieren.
- ↑↑: Glomerulonephritis, Infektionen der Harnwege, Urolithiasis.
- ↑: Fieber, physische Belastung, Vasopathien.

RB ☞ Tab. 2.2.

Tab. 2.2   Blutbild – Referenzbereiche

Parameter	Männer	Frauen
Hämoglobin	14–18 g/dl	12–16 g/dl
Hämatokrit	0,38–0,52	0,36–0,46
Erythrozyten	4,2–6,0/pl	3,9–5,3/pl
Leukozyten	4–10/nl	
Thrombozyten	150–400/nl	
☞ Retikulozyten	0,8–2,2 %	08–4,1 %
MCH (HB$_E$)	27–34 pg	
MCV	83–95 fl	
MCHC	32–36 g/dl	

MA   3 ml EDTA-Blut.

DD
- **Hämoglobin, Hämatokrit, Erythrozyten:**
  - ↑: Polyglobulie, Exsikkose, Polycythaemia vera.
  - ↓: Anämie (bei mikrozytärer Anämie Hämoglobin stärker, bei makrozytärer Anämie Erythrozyten stärker verändert).
- **Leukozyten:**
  - ↑: Entzündungsreaktionen, hämatologische Systemerkrankungen. Differenzierung obligat!
  - ↓: Knochenmarkschädigung, virale Infektionen, Immunopathien.
- **Thrombozyten:**
  - ↑: Starke Blutung, Infektionen, Entzündungen, verschiedene Tumoren, postoperativ, Hämolyse, myeloproliferative Erkrankungen, Splenektomie.

- ↓: Eventuell Pseudothrombozytopenie durch In-vitro-Thrombozytenaggregation, daher mindestens einmal Kontrolle im sofort untersuchten Zitratblut.
  Immunthrombozytopenie (autoimmun-chronisch, parainfektiös-akut), medikamentöse, toxische Einflüsse, Verbrauchskoagulopathie, hämolytisch-urämisches Syndrom, thrombotisch-thrombozytopenische Purpura, Vit.-B_{12}-Mangel, Folsäuremangel, Fanconi-Syndrom, Wiskott-Aldrich-Syndrom, aplastische Anämie, Panmyelopathie, Zytostatikatherapie, Radiatio, Knochenmarkinfiltration durch Malignome, Hypersplenismus, Infektionen, Autoimmunopathien, Knochenmarkschädigung, heparininduzierte Thrombopenie, Therapie mit Glykoprotein-IIb/IIIa-Rezeptor-Antagonisten.
- **Retikulozyten:**
  - ↑: Akute Hypoxie, akute Blutung, hämolytische Anämie, Substitutionstherapie einer Mangelanämie.
  - ↓ bzw. inadäquat ↓: Eisen-, Vit.-B_{12}-Mangel, Folsäuremangel, myelodysplastisches Syndrom, Knochenmarkdepression, renale Anämie, Eisenverwertungsstörung bei Entzündungen, Tumoren.
- **Erythrozytenindizes** (MCH = mean corpuscular hemoglobin, MCV = mean corpuscular volume, MCHC = mean corpuscular hemoglobin concentration):
  - **MCH und MCV ↑:** Makrozytose bei: Vit.-B_{12}-Mangel, Folsäuremangel, hierbei MCHC oft normal.
  - **MCH und MCV ↓:** Mikrozytäre hypochrome Anämie bei Eisenmangel, Thalassämie, sideroblastische Anämie, gelegentlich bei Eisenverwertungsstörung.

– **MCH, MCV normal** bei Hämolyse, Blutungsanämie sowie den meisten Fällen von Tumor- oder Entzündungsanämie.
– **MCHC** ↓: Fortgeschrittene hypochrome mikrozytäre Anämie.
– **MCHC** ↑: De facto nur bei hereditärer Sphärozytose, Sichelzellanämie.
– **MCHC normal** bei allen übrigen Anämien.

Differenzialblutbild   +

RB **Stabkernige Neutrophile:** 3–5 %.
Segmentkernige Neutrophile: 54–62 %.
Monozyten: 3–8 %.
Eosinophile: 1–4 %.
Basophile: 0–1 %.
☞ **Lymphozyten:** 20–40 %.

DD
- **Neutrophile (sowie Stabkernige):**
  – ↑ und evtl. Nachweis von jugendlichen Formen: Akute Infektionen, weniger bei viralen Erkrankungen, entzündliche Erkrankungen, nach Myokardinfarkt, Ketoazidose, Urämie, Thyreotoxikose, myeloische Leukämien, nach Splenektomie (bis zu Jahren), akute Blutung, physische Belastung, Schwangerschaft.
  – ↓: Agranulozytose (medikamentös, toxisch, Bestrahlung, Knochenmarkverdrängung), Infektionen, z. B. Masern, Röteln, Influenza, Typhus, Malaria, schwere septische Krankheitsbilder, Hypersplenismus.
- **Monozyten:**
  ↑: Abklingende akute Infektionen, chronisch-entzündliche Darmerkrankungen, Endocarditis lenta, Tuberkulose, myeloproliferative Erkrankungen, Hodgkin-Lymphom, verschiedene parasitäre Erkrankungen, Glukokortikoidtherapie.
- **Basophile:**
  ↑: Allergische Reaktion vom Soforttyp, myeloproliferative Erkrankungen.

A
B
C

- **Eosinophile:**
  - ↑: Allergische Erkrankungen, verschiedene Dermatosen, parasitäre Erkrankungen, maligne Erkrankungen: Lymphome, Leukämien, metastasierende Karzinome, bei abklingenden akuten Infektionen (Morgenröte der Heilung), Nebennierenrindeninsuffizienz.
  - ↓: Kortikoidexzess: Steroidtherapie, Cushing-Syndrom.
- **Lymphozyten:**
  - ↑: Verschiedene Infektionen: Keuchhusten, infektiöse Mononukleose, Zytomegalie, Hepatitis u.a.
  - ↓: HIV, Tuberkulose, Chemo-, Strahlentherapie, Kortikoidexzess, systemischer Lupus erythematodes, Urämie, Hodgkin-Lymphome, Malignome, z.T. bei myeloproliferativen Erkrankungen.

Morphologie +

☞ Abb. 2.1.

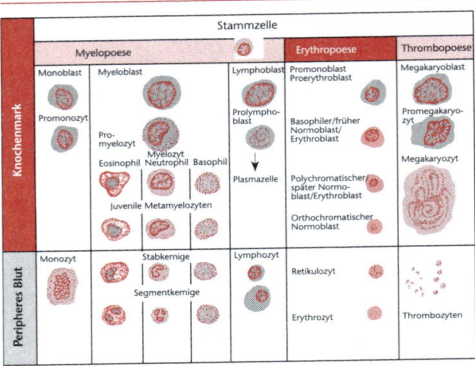

Abb. 2.1 Myelopoese.

- **Erythrozyten:**
  - *Anisozytose:* Ausgeprägte Größendifferenz bei vielen Anämien.
  - *Anulozyten:* Schmaler Hämoglobinring in der Peripherie bei Eisenmangel.
  - *Basophile Tüpfelung:* Bleiintoxikation.
  - *Cabotringe:* Bei überstürzter Neubildung.
  - *Dakryozyten:* Tränentropfenform bei Osteomyelofibrose.
  - *Drepanozyten:* Sichelzellen bei Sichelzellanämie.
  - *Fragmentozyten:* Bei gestörter Mikrozirkulation, z. B. beim hämolytisch-urämischen Syndrom, disseminierter intravasaler Gerinnung, Moschkowitz-Syndrom.
  - *Geldrollenbildung:* Z.B. bei monoklonaler Gammopathie.
  - *Howell-Jolly-Körperchen:* Nach Splenektomie.
  - *Megalozyten:* Große, ovale Erythrozyten bei megaloblastischer Anämie.
  - *Ovalozyten:* Bei Elliptozytose.
  - *Poikilozytose:* Abnorme Morphologie bei verschiedenen Anämien, Hämoglobinopathien.
  - *Polychromasie:* Bleiintoxikationen, Hämolyse, Thalassämie.
  - *Sphärozyten:* Kugelig wirkende Erythrozyten ohne zentrale Aufhellung bei hereditärer Sphärozytose, hämolytische Anämien.
  - *Targetzellen:* Schießscheibenzellen bei Thalassämie, Leberzirrhose, hämolytischer Anämie, schwerem Eisenmangel, nach Splenektomie.

A
B
C

- **Granulozyten**:
  - *Auerstäbchen:* Akute myeloische Leukämie.
  - *Döhle-Einschlusskörper:* Bestandteil der toxischen Granulationen, Vorkommen bei schweren Infektionen, Verbrennungen, aplastischer Anämie, toxischen Einflüssen.
  - *Pelger-Huetsche Anomalie:* Autosomal-dominant vererbte harmlose Störung.
  - *Pseudo-Pelger-Zellen:* Schwere Infektionen, Leukämie.
  - *Toxische Granulation:* Wie Döhle-Körperchen.
  - *Übersegmentierung:* Megaloblastische Anämie (Vit.-B_{12}-, Folsäuremangel).
- **Lymphozyten:**
  - *Gumprechtsche Kernschatten:* Bei chronisch-lymphatischer Leukämie.
  - *Lymphomonozytoide Reizformen:* Bei infektiöser Mononukleose, Zytomegalie, Keuchhusten und anderen Infektionen, malignen Lymphomen.

Synonym: Säure-Basen-Status, BGA.

RB
- **pO$_2$ (Sauerstoffpartialdruck):** 70–104 mmHg (9,5–13,9 kPa).
- **pCO$_2$ (Kohlendioxidpartialdruck):**
  – *Frauen:* 32–43 mmHg (4,3–5,7 kPa).
  – *Männer:* 35–46 mmHg (4,7–6,1 kPa).
- **pH:** 7,36–7,42.
- **Standardbikarbonat:** 22–26 mmol/l.
- **Base excess:** −2 bis +2 mmol/l.
- **O$_2$-Sättigung:** 94–98 %, im Alter niedriger.

MA
Arterielles Heparinblut, 5 ml.
Arterialisiertes Kapillarblut.
Luftblasenfreie Blutentnahme in Spezialröhrchen oder in mit Heparin gespülter Spritze, sofortige Probenbearbeitung bzw. Transport ins Labor in Eiswasser.

DD **Einteilung von Säure-Basen-Störungen** (☞ Abb. 2.2, ☞ Tab. 2.3)

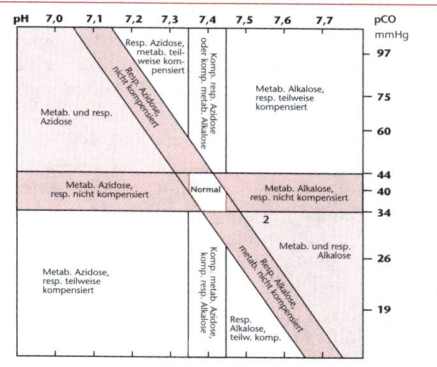

Abb. 2.2 Säure-Basen-Nomogramm (ABGA).

Tab. 2.3   Blutgasanalyse

	pH[1]	pCO$_2$ (mmHg)	Bikarbonat (mmol/l)	BE (mmol/l)
Normwerte	7,36–7,42	36–44	22–26	–2 bis +2
Metabolische Azidose	↓ oder ↔	↔ oder ↓	↓	Negativ
Metabolische Alkalose	↑ oder ↔	↔ oder ↑	↑	Positiv
Respiratorische Azidose	↓ oder ↔	–	↔ oder ↑	Positiv
Respiratorische Alkalose	↑ oder ↔	↓	↔ oder ↓	Negativ

[1] Bei kompensierten Veränderungen ist der pH durch erhöhte oder erniedrigte Bikarbonatausscheidung bzw. CO$_2$-Abatmung noch im Normbereich; pCO$_2$, BE bzw. Standardbikarbonat jedoch pathologisch.

Faustregel: Metabolisch Miteinander: Bei metabolischen Störungen verändern sich pH, Bikarbonat und pCO$_2$ stets gleichsinnig!

- *Dekompensierte Störungen:* pH-Wert hat den Normbereich (s. o.) verlassen.
- *Kompensierte Störungen:* pH liegt (noch) im Normbereich, die Störung ist an den kompensatorischen Abweichungen von Base excess und Standardbikarbonat (s. u.) erkennbar.
- *Metabolische Störungen:* Es fallen vermehrt Säure- oder Basenäquivalente aus dem Stoffwechsel an, oder die Regulationsfähigkeit von Leber oder Niere ist gestört. Die Kompensation erfolgt über die Lunge.
- *Respiratorische Störungen:* Die primäre Störung liegt im Bereich der Lunge; z.B. führt Retention von CO$_2$ bei respiratorischer Globalinsuffizienz zu respiratorischer Azidose; Kompensation erfolgt über die „metabolischen Organe" Leber und Niere.

- **Metabolische Azidosen:**
  Mittels Chlorid und Anionenlücke ist eine Einteilung der metabolischen Azidosen in 2 Gruppen möglich.

Anionenlücke: Na^+ i.S. minus (HCO_3^- i.S. + Cl^- i.S.) normal 12 ± 4 mmol/l.

- *Hyperchlorämisch mit normaler Anionenlücke (Subtraktionsazidose):*
  Enteraler Bikarbonatverlust, Acetazolamidtherapie, anderer renaler Bikarbonatverlust.
- *Normochlorämisch mit vergrößerter Anionenlücke (Additionsazidose):*
  Ketoazidose, Urämie, Salizylatintoxikation, Methanolintoxikation (und andere Intoxikationen), Addison-Krise, Urämie, Laktatazidose.

(!) Merkwort: KUS(S)MAUL.

Blutgruppenserologie   +

MA   10 ml Vollblut.

(!)   Das Röhrchen muss unbedingt mit Namen, Vornamen, Geburtsdatum des Patienten beschriftet sein.

DD   AB0-Blutgruppen und Rhesusformel sowie ☞ Ak-Suchtest z.B. vor Operationen oder größeren diagnostischen Prozeduren, vor Einleitung einer Antikoagulanzientherapie.

Blutungszeit in vitro   +

RB   Messgerät: PFA-100-Gerät von Dade-Behring.
Da zwei verschiedene Zitratkonzentrationen gebräuchlich sind, existieren zwei RB:
- 0,129-molar: Epinephrinaktivierung: 66–179 Sek., ADP-Aktivierung: 55–121 Sek.
- 0,105-molar: Epinephrinaktivierung: 54–139 Sek., ADP-Aktivierung: 46–106 Sek.

DD
- Grob orientierender Suchtest bei hämorrhagischer Diathese, v.a. bei V.a. Thrombozytopathie und von-Willebrand-Syndrom.
- ↑: Von-Willebrand-Syndrom, Thrombozytopathien, Medikation mit Thrombozytenaggregationshemmern (ASS, aber nicht Clopidogrel o.Ä.), nichtsteroidalen Antiphlogistika.

⚠ Nicht durchführbar bei Thrombozytopenien und erniedrigten Hämatokritwerten.

Blutungszeit in vivo   +

RB   2–7 Min. (nach Ivy), 3–9 Min. (nach Simplate), 2–4 Min. (nach Duke).

DD
- Grob orientierender Suchtest bei hämorrhagischer Diathese, v.a. bei V.a. Thrombozytopathie.
- ↑: Thrombozytopathie, von-Willebrand-Syndrom, angeborene Thrombozytendefekte, Urämie, Medikation mit Thrombozytenaggregationshemmern, nichtsteroidalen Antiphlogistika.
- Besser reproduzierbar: ☞ Blutungszeit in vitro, jedoch keine Aussage über Gefäßwand möglich.

BNP

☞ NT-ProBNT/BNP.

Synonyma: Blutkörperchensenkungsgeschwindigkeit, BKS.

RB
- **Frauen:** ≤ 25 mm nach 1 h.
- **Männer:** ≤ 15 mm nach 1 h.

MA 2 ml Zitratblut.

DD
- Geeignet als Suchtest bei entzündlichen und tumorösen Veränderungen. Die BSG steigt spät an und fällt spät wieder ab, daher zur Verlaufsbeurteilung akuter Erkrankungen weniger gut geeignet als ☞ CRP.
- ↑↑: Infektionen (weniger bei viralen Erkrankungen), Entzündungen, Leukämien, Tumoren, nekrotisierende Prozesse, Gammopathien (hier Sturzsenkung), Autoimmunerkrankungen, nephrotisches Syndrom.
- ↑: Anämie, Schwangerschaft, postoperativ, Kontrazeption, Menses.
- ↓: Polyglobulie, Polycythaemia vera, Sichelzellanämie.

⟳ Beeinflussung der BSG (↑ oder ↓) durch antiphlogistische Therapie.

CDT

Synonyma: Kohlenhydratdefizientes Transferrin, Asialotransferrin.

RB
- 3 % vom Gesamt-Transferrin.
- 2,6–3 % Graubereich.

MA 1 ml Serum.

(!) CDT hat eine HWZ von 9–10 d i.S. und eine höhere diagnostische Sensitivität und Spezifität als die übrigen Parameter, die als Hinweis auf einen Alkoholabusus angesehen werden können (γ-GT, DeRitis-Quotient > 1, MCV $\uparrow$), ein erhöhtes CDT ist jedoch kein sicherer Beweis für Alkoholabusus.

DD $\uparrow$: Alkoholkonsum $\geq$ 60 g/d über mindestens 1 Wo., chronische Exposition gegenüber organischen Lösungsmitteln, Hepatopathien nichtalkoholischer Genese, hereditäre Stoffwechselstörungen (selten).

Chlorid im Serum

RB
- **Erwachsene:** 98–110 mmol/l.
- **Kinder:** 95–112 mmol/l.

MA 1 ml Serum.

(!) Falsch niedrige Werte bei stark lipämischem Serum.

DD
- $\uparrow$: Renal-tubuläre Azidose, enteraler Bikarbonatverlust, nach Ureterosigmoidostomie.
- $\downarrow$: Erbrechen, Hyperaldosteronismus, Hyperkortisolismus, exzessiver Lakritzgenuss, diuretische Therapie.

RB
- **Gesamtcholesterin:** ≤ 200 mg/dl (≤ 5,17 mmol/l).
- **HDL-Cholesterin:**
  - *Frauen:* > 45 mg/dl (> 1,16 mmol/l).
  - *Männer:* > 35 mg/dl (> 0,9 mmol/l).
- **LDL-Cholesterin:**
  - *< 2 Risikofaktoren:* ≤ 160 mg/dl (≤ 4,2 mmol/l).
  - *≥ 2 Risikofaktoren:* ≤ 130 mg/dl (≤ 3,6 mmol/l).
  - *KHK oder Diabetes mellitus:* ≤ 100 mg/dl (≤ 2,6 mmol/l).
- **LDL/HDL-Quotient:**
  - *Normal:* ≤ 3,5.
  - *Graubereich:* 3,6–3,8.
  - *Erhöht:* ≥ 3,9.

MA
1 ml Serum.
Blutentnahme am sitzenden oder liegenden Patienten, venöse Stauung maximal 1 Min. Konstante Ernährungsbedingungen. 12-stündige Nahrungskarenz notwendig.

☹
Die teurere Lipoproteinelektrophorese liefert bis auf den Nachweis von Chylomikronen keine zusätzlichen Informationen.

DD
- ↑: Hypothyreose, Cholestase, nephrotisches Syndrom, polygene Hypercholesterinämie, monogene Hypercholesterinämie, familiäre kombinierte Hyperlipidämie = Überproduktion von Apolipoprotein B100, orale Kontrazeptiva (außer Minipille).
- ↓: Hyperthyreose, Malassimilationssyndrom, Malnutrition, hereditäre Stoffwechselstörungen, längerfristige Medikation mit Vit. C (= In-vitro-Fehler).
- Familiäre Hypoalphalipoproteinämie: HDL-Cholesterin unter 35 mg/dl erniedrigt (sehr selten).

Synonym: CHE, Pseudocholinesterase.

RB
- **Frauen:** 2,5–7,4 kU/l.
- **Männer:** 3,5–7,4 kU/l.

MA 2 ml Serum.

DD
- ↑: Eiweißverlust: Nephrotisches Syndrom, exsudative Enteropathie, Diabetes mellitus, Hypertriglyzeridämie, unkomplizierte Fettleber, Adipositas.
- ↓: Leberparenchymschaden, Malnutrition, Malabsorption, Gravidität bis 6 Wo. postpartal, Kontrazeptiva, Therapie oder Intoxikation mit Cholinesteraseinhibitoren, schwere Erkrankungen: Infektionen und schwere Entzündungen, Maligmome, Herzinfarkt, postoperativ, Hypothyreose, schwere Anämien, Urämie.

⚠ Atypische Cholinesterasen: Erniedrigte Dibucainzahl als Nachweis eines erhöhten Risikos verlängerter Wirkung von Muskelrelaxanzien vom Typ des Succinylcholins. Die Dibucainzahl gibt die Restaktivität der Cholinesterase nach Hemmung mit Dibucain an.

Synonym: Kreatinphosphokinase (CPK).

RB
- **Gesamt-CK:**
  - *Frauen:* ≤ 70 U / l.
  - *Männer:* ≤ 80 U / l.
- **Isoenzyme:**
  - CK-BB (Gehirn): ≤ 0,1 %
  - CK-MB (Herzmuskel): ≤ 5 %
  - CK-MM (Skelettmuskel): > 95 %
  - CK-MiMi (Mitochondrien).

MA 2 ml Serum.

DD
- ↑↑: Traumen, Muskelnekrosen, Myositis, Krampf-anfall, Rhabdomyolyse.
- ↑: Schwere körperliche Anstrengung, Myokardin-farkt, entzündliche Herzerkrankungen, Muskel-dystrophien, Hypothyreose, maligne Tumoren, ausgedehnter, nichtmuskulärer Gewebsuntergang.
- CK-MB ist herzmuskelspezifisch, ein Anteil von ≥ 6 % bei eindeutig erhöhter Gesamt-CK bzw. eine Aktivität ≥ 10 U / l spricht für eine Myokardschädi-gung. Ein Anteil von ≥ 30 % spricht für eine Fehl-bestimmung bei Vorliegen anderer Isoenzyme bzw. für ☞ Makro-CK.

α_2-Coeruloplasmin

RB 20–55 mg/dl.

MA 1 ml Serum.

DD
- ↑: Entzündungen als Akute-Phase-Protein, Schwangerschaft, Einnahme oraler Kontrazeptiva.
- ↓: M. Wilson, exsudative Enteropathie, nephrotisches Syndrom, Proteinverlust anderer Ursache.
- Zur Diagnostik des M. Wilson zusätzlich ☞ Kupfer i.S. und im ☞ 24-h-Sammelurin bestimmen.

Coombs-Test

RB Negativ.

MA 5 ml Blut.

DD
- Mit dem **direkten Coombs-Test** wird die Beladung von Erythrozyten mit Ak nachgewiesen, mit dem **indirekten Coombs-Test** Ak gegen Ag auf Testerythrozyten.
- **Direkter Coombs-Test positiv:** Autoimmunhämolyse, Transfusionszwischenfälle, Morbus haemolyticus neonatorum. Differenzierung der Ak mittels monospezifischer Antiseren.
- **Indirekter Coombs-Test positiv:** Bildung inkompletter Ak nach Sensibilisierung (z.B. Rhesus-positiver Fötus bei Rhesus-negativer Mutter, nach Transfusionen), Bildung inkompletter Ak bei Autoimmunhämolyse.

RB 1,1–3,6 ng/ml.

MA 1 ml Serum.
Entnahme beim nüchternen Patienten.

DD
- ↑: Häufig bei Diabetes mellitus Typ 2, Insulinom.
- ↓: Diabetes mellitus Typ 1, bei Diabetes mellitus Typ 2: Sekundärversager einer Sulfonylharnstofftherapie, pankreatikopriver Diabetes mellitus.
- Geeignet auch zur Verlaufskontrolle nach Erstmanifestation eines Diabetes mellitus Typ 1 (in der Honeymoon-Phase), bei Brittle-Diabetes.
- Evtl. Ergänzung durch ☞ Fastentest.

A
B
C

CRP +

Synonym: C-reaktives Protein.

RB ≤ 0,5 mg/dl.

MA 1 ml Serum.

⚠ Steigt von allen Entzündungsparametern am schnellsten an und fällt am schnellsten wieder ab.

DD
- ↑: Akute und chronische entzündliche Erkrankungen, ein normales CRP schließt eine wesentliche bakterielle Infektion praktisch aus!
- Anstieg im Rahmen der Akute-Phase-Reaktion, z.B. bei Myokardinfarkt, Lungenarterienembolie, akuter Pankreatitis, malignen Tumoren oder nach größeren operativen Eingriffen
- Bei Immunsuppression, z.B. durch eine Kortikoidmedikation, kann der Anstieg supprimiert sein.
- Viele Autoimmunerkrankungen gehen auch bei hoher entzündlicher Aktivität mit einem normalen oder nur geringfügig erhöhten CRP einher, hierbei ist aber fast immer die ☞ BSG beschleunigt.

Cystatin C

RB 0,7–1,5 mg/l.

MA 1 ml Serum.

① Empfindlicherer Marker zur Erkennung einer einge-schränkten Nierenfunktion als Kreatinin. Anstieg des Cystatin C bereits im kreatininblinden Bereich bei einer GFR von 80–50 ml/Min. Die Serumkonzentration von Cystatin C ist unabhängig von Muskelmasse, Alter und Geschlecht.

DD ↑: Eingeschränkte Nierenfunktion.

D-Dimer

Fibrinspaltprodukt(e).

RB < 0,5 mg/l.

MA 5 ml Zitratblut.

DD ↑: Bei Gerinnungs- und sekundären Fibrinolysepro-
zessen, Nachweis oder Ausschluss einer DIC (disseminierte intravasale Gerinnung, Verbrauchskoagulopathie, meist stark erhöht), Ausschluss von
Thrombosen oder Lungenembolien, auch bei einer
Reihe anderer Erkrankungen, z. B. bei hepatogener
Koagulopathie, Entzündungen, Tumoren.

**D
E
F**

Disk-Elektrophorese

Synonym: SDS-PAG-Elektrophorese.

MA 50-ml-Aliquot aus ☞ 24-h-Sammelurin.

DD Mit dieser Methode werden die Proteine des Urins
nach ihrem Molekulargewicht aufgetrennt, es lassen
sich prärenale (z. B. ☞ Bence-Jones-Protein), glomeruläre (selektive [v. a. Albuminausscheidung], unse-
lektive [auch höher molekulare Proteine]), tubuläre
(Mikroproteine) und gemischte Proteinurien diffe-
renzieren.

Synonym: Bithermische Hämolysine.

RB Negativ.

MA 10 ml Vollblut; rasche Probenaufbereitung, sofortiger Transport ins Labor bei 4 °C, optimal ist eine Blutentnahme im Labor.

DD ↑: Idiopathisch oder bei Mumps, Masern, Windpocken, Lues, Mykoplasmenpneumonie, infektiöser Mononukleose.

Bei Vorliegen von Donath-Landsteiner-Hämolysinen kommt es nach Kälteexposition zu massiver Hämolyse.

☞ Coombs-Test.
☞ Ak-Suchtest.
☞ Kälteagglutinine.

D
E
F

RB
- **Erwachsene:** ≤ 450 µg/d (≤ 3,0 mmol/d).
- **Kinder:**
  - *Bis 12 Mon.:* < 180 µg/d (< 1,2 µmol/d).
  - *1–2 Jahre:* ≤ 240 µg/d (≤ 1,6 µmol/d).

MA 20 ml eines ☞ 24-h-Sammelurins, angesäuert mit 10 ml Eisessig oder Salzsäure 10 % (Rücksprache Labor). Urin vor Entnahme des Aliquots gut mischen. Schwere körperliche Aktivität meiden. Wenn möglich vorher keine Barbiturate, Salizylate, Antihypertonika mit Beeinflussung der Adrenalinausschüttung (8 d Therapiepause), keine Röntgenkontrastmittel, die während der Sammelperiode über die Niere ausgeschieden werden.
Diät: Verzicht auf Alkohol, Kaffee, Tee, Vit. B, Bananen.

☉ Neben Dopamin sollten Adrenalin, Noradrenalin, evtl. Homovanillin- und Vanillinmandelsäure, Metanephrine bestimmt werden. Die zusätzliche Bestimmung von Katecholaminen und Metanephrinen im Plasma kann hilfreich sein.

DD
- ↑↑: Phäochromozytom, Neuroblastom, Ganglioneurom, schwere arterielle Hypertonie.
- ↑: Karzinoid, Cushing-Syndrom, akuter Myokardinfarkt.
- Bei krisenhafter Hypertonie kann der Befund auch bei Vorliegen eines Phäochromozytoms normal sein, wenn nicht während einer Blutdruckkrise oder unmittelbar danach gesammelt wurde.
- ☞ Adrenalin.
- ☞ 5-HIES.
- ☞ Noradrenalin i.U.

D
E
F

DsDNS-Antikörper

+++ €

Synonym: Ak gegen Doppelstrang-DNS.

RB < 40 U/ml.

MA 1 ml Serum.

DD ↑: Systemischer Lupus erythematodes (80−90 %), hierfür hoch spezifisch.

Eisen im Serum

+

RB
- **Frauen:** 23−165 µg/dl (4−29,5 µmol/l).
- **Männer:** 35−168 µg/dl (6,3−30,1 µmol/l).

MA 1 ml Serum
Zirkadiane Rhythmik: Höchstwerte morgens. Abhängig von Nahrungsaufnahme, akuten und chronischen Erkrankungen, Hämolyse vermeiden, nur kurze Stauung.

⚠ Diagnostische Bedeutung nur bei Eisenüberladung, zur Beurteilbarkeit des Eisenstatus sollten Ferritin und Transferrin bestimmt werden.

DD
- ↑ **mit Ferritin ↑, Transferrin ↓:** Primäre/sekundäre Hämochromatose, sideroblastische Anämie, Hämolyse, ineffektive Erythropoese (Thalassämie, megaloblastische Anämie), Porphyrie, Bleiintoxikation, Leberschädigung, Östrogenmedikation.
- ↓ **mit Ferritin ↓, Transferrin ↑:** Blutungsbedingter Eisenverlust, Resorptionsstörung nach Magen-/Dünndarmresektion, Malnutrition, Malabsorption, Gravidität, Dialysepatienten.
- ↓ **mit Ferritin ↑, Transferrin ↓ (Verteilungs- oder Verwertungsstörung):** Malignome, chronische Entzündung.
- ☞ Ferritin.
- ☞ Transferrin.

Eisenbindungskapazität

RB 265–435 µg/dl (49–80 µmol/l).

MA 1 ml Serum.

① Wenig sinnvolle Untersuchung, besser Ferritin und Transferrin zur Fragestellung Eisenmangel/Eisenüberladung bestimmen.

DD • ↓: Hämochromatose, chronische Entzündungen, Leberzirrhose.
  • ↑: Eisenmangel, z.B. Blutverlust, Sprue, Gravidität.

Eiweiß im Liquor

Synonym: Gesamteiweiß i.L.

RB 10–60 mg/dl.

MA 1 ml Liquor.

① Das Gesamteiweiß allein ist nicht aussagekräftig, zusätzliche Untersuchungen: Albumin i.S. und i.L., Immunglobuline i.S. und i.L. (Reiber Schema).

DD ↑: Störungen der Blut-Liquor-Schranke wie entzündliche oder raumfordernde Erkrankungen.
  ☞ Albumin i.L.
  ☞ IgG i.L.
  ☞ Liquoranalyse.

Eiweiß im Serum

Synonym: Gesamteiweiß i.S.

RB 6,6–8,6 g/dl (66–86 g/l).

MA 1 ml Serum.
Blutentnahme im Liegen, keine lange Stauung, Hämolyse vermeiden.

(!) Eine Aussage über quantitative Veränderungen der einzelnen Eiweißfraktionen ist nur durch eine ☞ Eiweißelektrophorese möglich, ein unauffälliges Gesamteiweiß schließt keinesfalls pathologische Veränderungen aus.

DD
- ↑: Leberzirrhose im kompensierten Stadium, Sarkoidose, Paraproteinämien, Dehydratation (Pseudohyperproteinämie: bei Krankheiten mit absolutem Eiweißverlust sind bei Dehydratation dennoch erhöhte Eiweißwerte möglich!).
- ↓: Malnutrition, Malabsorption, Maldigestion, Leberzirrhose, nephrotisches Syndrom, exsudative Enteropathie, mechanischer Ileus; chronische Blutung, großflächige Verbrennungen, Amyloidose, Peritonitis, Hyperthyreose, Hyperhydratation.

Eiweiß im Urin

Synonym: Gesamteiweiß i.U.

RB ≤ 150 mg/d.

MA 10-ml-Aliquot eines ☞ 24-h-Sammelurins.

(!) Bei erhöhter Eiweißausscheidung ☞ Disk-Elektrophorese sinnvoll. Bei positivem Streifentest immer Quantifizierung der Proteinurie anstreben.

DD ↑: Schädigungen der Nieren und der ableitenden Harnwege, Stauungsherzinsuffizienz, Fieber, orthostatische Albuminurie, starke körperliche Belastung (bis 250 mg/d physiologisch).

Synonym: Serum-Eiweißelektrophorese.

RB ☞ Abb. 2.3, ☞ Tab. 2.4.

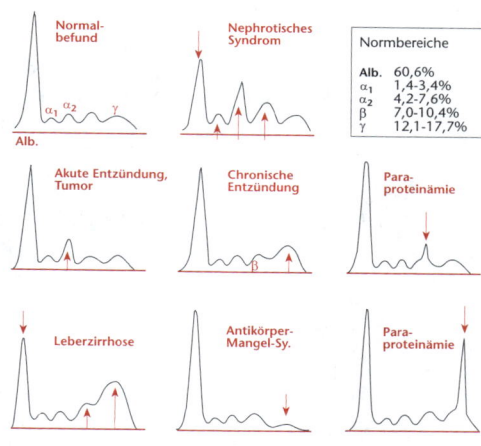

Abb. 2.3 Elektrophorese.

Tab. 2.4 Eiweißelektrophorese – Referenzbereiche

Parameter	Prozent	g/l
Albumin	58,0–70,0	38,2–50,4
α_1-Globulin	1,5–4,0	1,3–3,9
α_2-Globulin	5,0–10,0	5,4–9,3
β-Globulin	8,0–13,0	5,9–11,9
γ-Globulin	10,0–19,0	5,8–15,2

MA 1 ml Serum.

☺ Sinnvoll ist die gleichzeitige Bestimmung von ☞ Eiweiß i.S.

DD
- α_1- und α_2-Globulin:
  - ↑: Akute Entzündung, postoperativ, posttraumatisch, Myokardinfarkt: α_1 ↑, α_2 ↑
    Malignome: α_1 (↑), α_2 ↑
    Verschlussikterus, nephrotisches Syndrom: α_2 ↑
  - ↓: Hypoproteinämien (☞ Eiweiß i.S.), α_1-Antitrypsinmangel (α_1), M. Wilson (α_2), Haptoglobinmangel (α_2), Mangel an thyroxinbindendem Globulin, akute und chronisch-aktive virale Hepatitis.
- β-Globulin:
  - ↑: Paraproteinämien, nephrotisches Syndrom, Hyperlipidämie; Amyloidose; Verschlussikterus; Septikämie; M. Bechterew, Panarteriitis nodosa; Gravidität.
  - ↓: Chronische Lebererkrankungen, Ak-Mangel-Syndrom, Defektdysproteinämien.
- γ-Globuline:
  - ↑: Paraproteinämien (Elektrophorese: Schmalbasige, spitze Zacke im γ-, gelegentlich auch im β-Bereich [IgA]): M. Waldenström, Plasmozytom, Schwerkettenkrankheit, chronische Entzündung, Malignome, Verschlussikterus, HIV-Infektion, chronische Hepatitis.
  - ↓: Kongenitale Agammaglobulinämie, erworbene Hypogammaglobulinämie, nephrotisches Syndrom, exsudative Enteropathie, Amyloidose; Sepsis, Benzolintoxikation, Steroid- oder ACTH-Medikation oder -Bildung, Immunsuppressiva, Strahlentherapie.

Elastase-1

RB 175–2500 µg/g Stuhl.

MA 1 ml Stuhlprobe.

☉ Falsch niedrige Ergebnisse durch wässrige Stuhlprobe z. B. bei Diarrhö, Abführmitteln etc. Keine Interaktion des Nachweistestes mit Pankreasenzympräparaten, sodass diese nicht abgesetzt werden müssen.

DD ↓: Exokrine Pankreasinsuffizienz.

ENA-Antikörper   +++ €

Synonym: Ak gegen extrahierbare nukleäre Age.

RB Negativ.

MA 1 ml Serum.

☉ Subgruppe der ☞ ANA, verschiedene Autoantikörper, die weiter differenziert werden können (☞ U1 RNP, ☞ Sm, ☞ SS-A, ☞ SS-B).

DD ↑: Systemischer Lupus erythematodes, Sjögren-Syndrom, Sklerodermie, Sharp-Syndrom, Polymyositis, Dermatomyositis.
☞ Tab. 2.11.

Endomysium-Antikörper

RB   Negativ.

MA   1 ml Serum.

☺   Gleichzeitige Bestimmung von ☞ IgA-Gewebstransglutaminase-Ak sinnvoll.
Bei IgA-Mangel muss die Bestimmung von Gliadin-Ak der Klasse IgG speziell angefordert werden.

DD   • Positiv bei **einheimischer Sprue/Zöliakie** (Spezifität 97–100 % und Sensitivität 95–98 %). Titerhöhe korreliert mit der Aktivität der Erkrankung und dem Ausmaß der Zottenatrophie.
• **Dermatitis herpetiformis Duhring:** Positiv bei Dünndarmbeteiligung (90 %).
• In unklaren Fällen Dünndarmbiopsie anstreben.

Erythropoetin im Serum

RB   6–25 U/l.

MA   2 ml Serum.

☺   Selten notwendig in der Differenzialdiagnostik von Anämien, geeignet zur Verlaufskontrolle unter Erythropoetintherapie bei chronischer Niereninsuffizienz, zur Beurteilung der Möglichkeit einer Erythropoetintherapie bei Tumoranämie.

DD   • ↑: Anämien nichtrenaler Genese, Polyglobulien, hypernephroides Karzinom, Hämangioblastom, Hepatom, Medulloblastom, Myome, 2. Schwangerschaftshälfte.
• ↓: Chronische Niereninsuffizienz (Wert kann durchaus innerhalb des RB liegen, ist aber in Relation zur Anämie zu niedrig. Renale Anämie ist bei einem Serumkreatinin ≤ 3 mg/dl unwahrscheinlich), Polycythaemia vera.

RB
- ≤ 2 Erythrozyten pro hochauflösendem Gesichtsfeld.
- ≤ 20 % dysmorphe Erythrozyten.

MA
10 ml Urin, Sediment des sofort aufgearbeiteten 2. Morgenurins.

DD
- Anteil dysmorpher Erythrozyten bei Erythrozyturie ↑: Glomeruläre Ursache, dann oft auch Nachweis von Erythrozytenzylindern.
- Fehlender Nachweis dysmorpher Erythrozyten (≤ 20 %) spricht für Blutungsquelle distal der Glomerula.
- ☞ Blut i.U.
- ☞ Urinsediment.

Erythrozytenresistenz

Synonym: Osmotische Resistenz.

RB
- **Beginnende Hämolyse** bei Zugabe von 0,46–0,42%iger NaCl-Lösung.
- **Komplette Hämolyse** bei Zugabe von 0,34–0,30%iger NaCl-Lösung.

MA 5 ml EDTA-Blut.
Sofortige Probenaufbereitung nach Blutentnahme, optimal ist eine Blutentnahme im Labor.

⚠ Glukosezusatz kann die Hämolyse bei Sphärozytose vermindern.

DD
- ↑: Ausgeprägt mikrozytäre Veränderungen, v.a. Thalassämie.
- ↓: Sphärozytose (sowohl hereditär als auch erworben), Elliptozytose.
- Eine normale osmotische Resistenz schließt eine milde Form der hereditären Sphärozytose keinesfalls aus. Nach Inkubation des Blutes für 24 h bei 37 °C ist die osmotische Resistenz aber in praktisch allen Fällen von hereditärer Sphärozytose vermindert.

Faktor VIII

RB 60–130 %.

MA 5 ml Zitratblut.

DD ↓: Hämophilie A, von-Willebrand-Syndrom Typ 3, Nachweis eines Hemmkörpers.

Faktor IX

+

RB 70–120 %.

MA 5 ml Zitratblut.

DD
- ↑: Medikation mit Steroiden, Vit. K.
- ↓: Hämophilie B, Kumarintherapie, Vit.-K-Mangel, Lebersynthesestörung, Verbrauchskoagulopathie.

Ferritin im Serum

+

RB
- **Frauen:** 13–651 mg/l.
- **Männer:** 4–665 mg/l.

MA 1 ml Serum.

① Ferritin ist ein intrazellulärer Eisenspeicher, die Serumkonzentration reflektiert das Ausmaß der Eisenspeicherung des Körpers.

DD
- ↑ **bei erhöhtem oder normalem Serumeisen:** Hämochromatose, Transfusionshämosiderose, ineffektive Erythropoese, Lebererkrankungen. Plasmozytom und maligne Lymphome, andere Malignome, chronische Entzündungen.
- ↓: Latenter und manifester Eisenmangel (bei Letzterem Ferritin < 15 mg/l), Proteinverlust, Gravidität, akuter Blutverlust (Ferritin sinkt nach 2 Wo.).
- ☞ Eisen i.S.
- ☞ Transferrin i.S.

α$_1$-Fetoprotein (AFP) +++

RB
- ≤ 10 IU/ml (″ 14,3 ng/ml).
- Schwangerschaft:
  - *15. SSW:* 16,6−42,3 IU/ml (23,7−60,5 ng/ml).
  - *16. SSW:* 19,8−61,3 IU/ml (28,3−87,7 ng/ml).
  - *17. SSW:* 20,5−81,9 IU/ml (21,3−117,1 ng/ml).
  - *18. SSW:* 22,2−88,5 IU/ml (31,7−126,6 ng/ml).
  - *20. SSW:* 27,5−125,5 IU/ml (39,3−179,5 ng/ml).

MA 1 ml Serum.

DD
- ☞ Tumormarker für hepatozelluläres Karzinom, Keimzelltumoren, Lebermetastasen bei gastrointestinalen Malignomen. Leicht erhöht bei verschiedenen Lebererkrankungen.
- In der Schwangerschaft ↑: V. a. Neuralrohrdefekte, Mehrlingsschwangerschaften.

Fibrinogen +

RB 150−450 mg/dl.

MA 5 ml Zitratblut.

DD
- ↑: Akute-Phase-Reaktion, nephrotisches Syndrom.
- ↓: Hereditäre oder erworbene Fibrinogenmangelzustände, Verbrauchskoagulopathie, Lebersynthesestörung.
- Bei Verbrauchskoagulopathie, z. B. im Rahmen einer Sepsis, kann das Fibrinogen erhöht, normal oder erniedrigt sein. Zur Interpretation ist ein Ausgangswert notwendig, alternativ können ☞ Fibrin-D-Dimere und ☞ Fibrinspaltprodukte bestimmt werden.

Fibrinspaltprodukte

RB   < 1 mg/l i.S.

MA   1 ml Zitratplasma.

DD   Zeichen einer primären Hyperfibrinolyse durch extrakorporale Zirkulation, Läsionen oder Eingriffen an Lunge, Pankreas, Prostata, Uterus, Medikation mit vasokativen Substanzen, gemeinsam mit ☞ D-Dimeren als frühzeitiger Hinweis auf eine Verbrauchskoagulopathie.

D
E
F

Folsäure im Serum, im Erythrozyten   ++

RB
- **Im Serum:** 3,6–16,9 ng/ml (8,2–38,3 nmol/l).
- **Im Erythrozyten:** 175–700 ng/ml (396,6–586,2 nmol/l).

MA   1 ml Serum.
1 ml EDTA-Blut.
Die Blutentnahmen sollten vor Beginn einer Substitutionstherapie mit Folsäure, Vit. B$_{12}$ oder Eisen erfolgen.

☉   Die Folsäurekonzentration in den Erythrozyten unterliegt weniger nahrungsabhängigen Schwankungen und ist sensitiver in der Diagnostik des Folsäuremangels als die Serumanalyse.

DD   ↓: Megaloblastische Anämie, Malassimilationssyndrom, Malnutrition, Alkoholismus, Schwangerschaft, Laktation, Hämodialyse, chron. Hämolyse, Lymphome, Leukämien, Psoriasis, Therapie mit Carbamazepin, Valproinsäure, Primidon, Methotrexat, Trimethoprin, Triamteren.

Synonym: Follikelstimulierendes Hormon.

RB
- **Männer:** 1–10 U/l.
- **Frauen:**
  - *Follikelphase:* 2,5–11 U/l.
  - *Ovulation:* 8,3–16 U/l.
  - *Lutealphase:* 2,5–11 U/l.
  - *Postmenopause:* 27–82 U/l.

MA 1 ml Serum.

DD
- ↑: Primäre Ovarialinsuffizienz (Klimakterium, polyzystische Ovarien), bei Männern hypergonadotroper Hypogonadismus (V.a. Klinefelter-Syndrom).
- ↓: Sekundäre Ovarialinsuffizienz, tertiärer = hypothalamischer Hypogonadismus.
- Zur Differenzialdiagnose bei erniedrigten peripheren Hormonen und erniedrigten hypothalamischen Hormonen sowie unklaren Befunden ist der ☞ LH-RH-Test empfehlenswert.

Synonyma: Freies und Gesamt-Trijodthyronin.

RB
- **fT$_3$:** 3,0–6,0 ng/l (4,6–9,2 pmol/l).
- **T$_3$:** 0,8–2,0 mg/l (2–3 nmol/l).

MA
1 ml Serum.
Bei Kontrolle einer Therapie mit Schilddrüsenhormonen (auch mit Thyroxin) sollte die Blutentnahme 24 h nach der letzten Medikamenteneinnahme erfolgen.

DD
- ↑: Hyperthyreose, in 5–10 % der Fälle ohne erhöhtes fT$_4$.
- ↓: (Schwere) Hypothyreose, Low-T$_3$-Syndrom, Konversionshemmung.
- Zur Diagnostik einer Hypothyreose ist die Bestimmung von T$_3$ überflüssig.

Die Bestimmung des freien Hormons ist der Bestimmung des Gesamt-Trijodthyronins i.S. vorzuziehen, da nur das fT$_3$ die entsprechenden Wirkungen des Hormons entfaltet und der Wert nicht der Interpretationsunsicherheit bei unbekannter Menge proteingebundenen Hormons unterliegt.

Synonyma: Freies und Gesamt-Thyroxin.

RB
- **fT$_4$:** 0,8–2 ng/dl (10,3–25,7 pmol/l).
- **T$_4$:** 4,5–10,5 mg/dl (57,9–135,1 nmol/l).

MA 1 ml Serum.

DD
- ↑: Hyperthyreose, aber in 5–10 % isolierte T$_3$-Hyperthyreose, frühes Stadium einer Hashimoto-Thyreoiditis, hochdosierte Thyroxinmedikation.
- ↓: Hypothyreose, Z. n. Strumektomie.
- Unter L-Thyroxin zur Schilddrüsensuppression sind Werte bis 3,0 ng/dl fT$_4$ als normal anzusehen.

RB ≤115 pg/ml.

MA 1 ml Serum; tiefgefroren versenden.
Blutentnahme beim nüchternen Patienten.
Wenn nicht kontraindiziert, H_2-Blocker, Antazida, Anticholinergika mindestens 24 h, Protonenpumpenhemmer mindestens 3–4 d vorher absetzen.

DD
- ↑↑↑: Gastrinom, verbliebener Antrumrest nach Magenresektion, atrophische Gastritis (Typ-A-Gastritis).
- ↑↑: Hoch dosierte Therapie mit Protonenpumpenhemmern, nach Vagotomie, G-Zell- Hyperplasie, Hyperthyreose.
- ↑: H_2-Blocker-Therapie, Antazida, Insulin, Koffein, Katecholamine.
- ↑ oder normal: Peptisches Ulkus.

G
H
I

Gewebetransglutaminase-Antikörper

RB Negativ.

MA 1 ml Serum.

⚠ Spezifischster Ak zur Diagnostik der einheimischen Sprue/Zöliakie.
Gleichzeitige Bestimmung von ☞ IgA-EMA-Ak sinnvoll.
Bei IgA-Mangel muss die Bestimmung von Gliadin-Ak der Klasse IgG speziell angefordert werden.

DD
- Positiv bei **einheimischer Sprue/Zöliakie** (Spezifität 95–97 % und Sensitivität 90–98 %). Titerhöhe korreliert mit der Aktivität der Erkrankung und dem Ausmaß der Zottenatrophie.
- **Dermatitis herpetiformis Duhring:** Positiv bei Dünndarmbeteiligung (90 %).
- In unklaren Fällen Dünndarmbiopsie anstreben.

Synonym: Glutamatdehydrogenase.

RB
- **Frauen:** ≤ 3,0 U/l.
- **Männer:** ≤ 4,0 U/l.

MA 1 ml Serum.

DD Die GLDH ist weitgehend leberspezifisch. Sie ist v.a. in den Mitochondrien der zentrolobulären Zone III lokalisiert. Sie steigt bei entsprechenden Schädigungen rasch an und normalisiert sich aufgrund der kurzen HWZ relativ schnell nach Sistieren einer Schädigung.

- ↑↑: Lebernekrose, Verschlussikterus, Stauungsleber; toxisch: Halothan, Tetrachlorkohlenstoff, Arsen, Aflatoxin.
- ↑: Hepatozelluläres Karzinom, diffuse Lebermetastasierung, Leberzirrhose, unkomplizierte Hepatitis, Alkoholabusus, Fettleber, Ketoazidose.

Weitere sinnvolle Bestimmungen sind ☞ GOT, ☞ GPT mit dem daraus zu errechnenden DeRitis-Quotienten, ☞ γ-GT, ☞ AP.

RB Negativ.

MA 1 ml Serum.

(!) Bei IgA-Mangel muss die Bestimmung von Gliadin-Ak der Klasse IgG speziell angefordert werden.
Aufgrund geringerer Sensitivität und Spezifität nicht in der Erstliniendiagnostik der Zöliakie empfohlen, v.a. IgG-Gliadin-Ak zeigen falsch-positive Ergebnisse in Assoziation mit anderen gastrointestinalen Erkrankungen.

DD
- Positiv bei **einheimischer Sprue/Zöliakie** (Spezifität IgA 85–95 %, IgG 75–90 % und Sensitivität IgA 80–90 %, IgG 75–85 %). Titerhöhe korreliert mit der Aktivität der Erkrankung und mit dem Ausmaß der Zottenatrophie.
- **Dermatitis herpetiformis Duhring:** Positiv bei Dünndarmbeteiligung (90 %).
- In unklaren Fällen Dünndarmbiopsie anstreben.

G
H
I

G
H
I

RB
- **Nüchtern:**
  - *Plasma venös oder kapillär:* < 115 mg/dl (< 6,4 mmol/l).
  - *Vollblut:* < 100 mg/dl (< 5,6 mmol/l).
- **Abnorme Nüchternglukose (IFG):**
  - *Plasma venös oder kapillär:* ≥ 115 bis < 140 mg/dl (≥ 6,4 bis < 7,7 mmol/l).
  - *Vollblut:* ≥ 100 bis < 120 mg/dl (≥ 5,6 bis < 6,6 mmol/l).
- **Schwangere:** Vollblut: < 90 mg/dl (< 5,0 mmol/l).

MA 1 ml Serum.
1 ml Natriumfluoridblut oder Kapillarblut.

(!) In Vollblut ohne Glykolyseinhibitor (NaF) fällt der Glukosewert um ca. 6 mg/h.

DD
- ↑: Diabetes mellitus, endokrine Pankreasinsuffizienz, schwere Leberschädigung, Cushing-Syndrom, Glukokortikoidtherapie, Akromegalie, Hyperthyreose.
- ↓: Nebennierenrindeninsuffizienz, Insulinom, Glukagonmangel, Antidiabetika-Überdosierung, schwere Leberschädigung; postprandial: Spätdumping; frühe Phase des Diabetes mellitus Typ 2, vegetativ bedingt.

Bei abnormer Nüchternglukose (IFG) oder bei einer vermuteten Stoffwechselstörung, die durch diese Untersuchungen nicht erfasst wird, sollte ein ☞ oraler Glukosetoleranztest durchgeführt werden.

Glukose im Liquor

RB 50–75 mg/dl (2,78–4,16 mmol/l).
Blut-Liquor-Quotient: 1,12–1,64.

MA 0,5 ml Liquor.

DD
- ↑: Schrankenstörung: Enzephalitis, Hirnabszess, intrakranielle Blutung.
- ↓: Erhöhter Glukoseverbrauch: Bakterielle und tuberkulöse Meningitis, Meningeosis leucaemica und carcinomatosa.

☞ Liquoranalyse.

Glukose im Urin

RB
- **Spontanurin:** ≤ 15 mg/dl (≤ 0,83 mmol/l).
- **24-h-Sammelurin:** ≤ 0,3 g/d (≤ 16,65 mmol/d).

MA 5 ml Spontanurin.
5-ml-Aliquot eines ☞ 24-h-Sammelurins.
Bei Sammelurin 1 g Natriumazid vor Sammelbeginn in das Sammelgefäß geben, um Glukoseumsetzung durch Bakterien, Leukozyten u.Ä. zu verhindern.

DD ↑: Diabetes mellitus, renaler Diabetes bei tubulärer Nierenschädigung, Schwangerschaftsglukosurie (v.a. im letzten Trimenon).

Synonyma: Glutamat-Oxalazetat-Transaminase, ASAT (Aspartat-Aminotransferase) oder AST.

RB
- **Frauen:** 10–35 U/l.
- **Männer:** 10–50 U/l.

MA
1 ml Serum.
Nur kurze venöse Stauung, Hämolyse vermeiden. Aktivitätserhöhungen durch starke körperliche Belastung.

DD
Die GOT kommt in Mitochondrien und Zytoplasma von Hepatozyten, aber auch in Herz- und Skelettmuskel sowie in den Zellen des Bluts, v.a. Erythrozyten, vor.
- ↑↑↑: Akute Hepatitis, akute toxische Schädigung.
- ↑↑: Myokardinfarkt, Muskeltrauma, neurogene Muskelatrophie, Muskeldystrophie, Leberstauung, akute Pankreatitis, Lungenembolie, Hirninfarkt.
- ↑: Hoch dosierte Therapie mit Salizylaten, Heparin, Leberzirrhose, infektiöse Mononukleose, nach kardiopulmonaler Reanimation, Defibrillation, intramuskulärer Injektion.
- **DeRitis-Quotient**: GOT/GPT:
  - *Wert > 1:* Schwerere Leberschädigung, häufige Konstellation bei alkoholtoxischem Leberschaden.
  - *Wert < 1:* Weniger gravierende Leberschädigung, häufige Konstellation bei Hepatitis.

Zusätzliche Bestimmungen: ☞ GPT, ☞ GLDH, ☞ γ-GT, ☞ CK.

Synonyma: Glutamat-Pyruvat-Transaminase, Alanin-Aminotransferase (ALT oder ALAT).

RB
- **Frauen:** 10–35 U/l.
- **Männer:** 10–50 U/l.

MA
1 ml Serum.
Nur kurze venöse Stauung, Hämolyse vermeiden.

DD
Weitgehend leberspezifisches Enzym, Vorkommen im Zytoplasma von Hepatozyten.
- ↑↑↑: Akute Hepatitis, akute toxische Schädigung.
- ↑↑: Infektiöse Mononukleose, Zirrhose, Leberstauung, chronisch-aktive Hepatitis.
- ↑: Akute Pankreatitis, Herzinfarkt, hepatozelluläres Karzinom, diffuse Lebermetastasierung, hoch dosierte Therapie mit Salizylaten, Heparin.
- **DeRitis-Quotient:** GOT/GPT:
  - *Wert > 1:* Schwerere Leberschädigung, häufige Konstellation bei alkoholtoxischem Leberschaden.
  - *Wert < 1:* Weniger gravierende Leberschädigung, häufige Konstellation bei Hepatitis.

Zusätzliche Bestimmungen: ☞ GOT, ☞ GLDH, ☞ γ-GT.

G
H
I

Synonym: Gamma-Glutamyltranspeptidase.

RB
- **Frauen:** 9–36 U/l.
- **Männer:** 12–64 U/l.

MA
1 ml Serum.
Hämolyse erniedrigt die gemessene Aktivität.
Alkoholkarenz für mindestens 12 h.

DD
Ubiquitär vorkommendes Enzym, Erhöhungen treten aber fast nur bei Reaktionen der Leber auf. Bei einigen Formen der Leberschädigung (z.B. durch Alkohol) wird die Produktion des Enzyms induziert, bei anderen Formen (z.B. Verschlussikterus) ist zwar keine Induktion zu verzeichnen, dennoch tritt eine im Serum nachweisbare Aktivitätserhöhung erst geraume Zeit nach Einsetzen einer Schädigung auf. Entsprechend verzögert ist der Rückgang der erhöhten Aktivität nach Ende einer Schädigung.

- ↑↑↑: Verschlussikterus, cholestatische Hepatitis, akute schwere toxische Leberschädigung.
- ↑↑: Akute und chronisch-aktive Hepatitis (Viren, Alkohol, autoimmun), primär biliäre Zirrhose, alkoholtoxische Zirrhose, hepatozelluläres Karzinom, diffuse Lebermetastasierung, Pankreatitis, Therapie mit Antikonvulsiva, Sedativa, Rifampicin, Carbamazepin, Erythromycin, orale Kontrazeptiva (nicht Minipille), Oxacillin, Phenytoin.
- ↑: Unkomplizierte akute Hepatitis, Stauungsleber, Fettleber, chronischer Alkoholabusus.
- ↓: Unter Fibrattherapie; falsch niedrig bei Zitrat oder Fluorid als Antikoagulans.

RB ≤ 5 mg/dl.

MA 2 ml Heparinplasma.

⊘ Blutentnahme mit weitlumiger Kanüle, um Hämolyse zu vermeiden.

DD
- ↑: Intravasale Hämolyse durch Transfusion inkompatiblen Blutes, paroxysmale nächtliche Hämoglobinurie, hämolytisch-urämisches Syndrom, thrombotisch-thrombozytopenische Purpura (Moschkowitz-Syndrom), mechanische Herzklappen, erythrozytäre Enzymdefekte (z.B. Glukose-6-Phosphatdehydrogenase-Mangel), ausgedehnte Verbrennungen, Traumen, schwere körperliche Anstrengungen, Marschhämoglobinurie, medikamentös induziert.

  Infektionen: Malaria, Bartonella, Clostridium welchii.

  Autoimmunhämolyse mit Komplementaktivierung bei ☞ Kälteagglutininen, ☞ Donath-Landsteiner-Hämolysine, bei einigen antierythrozytären Ak vom Typ IgG (☞ Coombs-Test).
- Freies Hämoglobin kann auch bei extravasaler Hämolyse im Plasma nachweisbar sein, allerdings in geringerer Konzentration.
- Freies Hämoglobin wird sehr schnell an ☞ Haptoglobin gebunden und ist kaum nachweisbar, solange die Bindungskapazität des Haptoglobins nicht verbraucht ist.

G
H
I

+

RB   Negativ.

MA   50 ml Urin.

⚠   Ascorbinsäureausscheidung i.U. führt zu falsch-negativem Ergebnis.

DD   Im Streifentest führt eine Hämoglobinurie und Myoglobinurie zu einer homogenen Verfärbung des Testfelds für Erythrozyten.
↑: Intravasale Hämolyse.
Eine Hämoglobinurie tritt erst nach Überschreiten der Bindungskapazität von ☞ Haptoglobin auf.
Um eine Hämoglobinurie von einer Myoglobinurie zu unterscheiden, wird ☞ Haptoglobin bestimmt: Nicht erniedrigt bei Myoglobinurie.
☞ Hämoglobin i.P., freies.

G
H
I

RB
- **HbA$_1$:** 96–98 %.
- **HbA$_2$:** 1–3 %.
- **HbF:** ≤ 1 % (Neugeborene ≤ 85 %, bis zum 6. Lebensmon. Rückgang auf ≤ 10 %).

MA 3 ml EDTA-Blut.

⚠ Noch bis zu 4 Mon. nach einer Transfusion kann das Ergebnis der Hämoglobinelektrophorese verfälscht werden.

DD Mit der Hämoglobinelektrophorese lassen sich bei weitem nicht alle Hämoglobinvarianten erkennen, jedoch werden die klinisch wichtigsten Hämoglobinopathien erfasst.

- **HbA$_2$ ↑:** β-Thalassämie (alle Formen).
- **HbF ↑:** β-Thalassämie (alle Formen), angeborene Persistenz von HbF, Sichelzellanämie (mit Nachweis von HbS), megaloblastische Anämie, Leukämien.
- **Pathologische Hämoglobine:** HbS, HbC, HbD, HbG, HbO.

Bei unklaren Befunden können weitere Untersuchungen durchgeführt werden: Isoelektrische Fokussierung, Stärkeblock-Elektrophorese, molekularbiologische Untersuchungen, im Einzelfall ist eine Rücksprache mit dem untersuchenden Labor notwendig.

G
H
I

RB 50–150 mg/dl.

MA 1 ml Serum.

DD
- ↑: Malignes Melanom.
- ↓: Hämolyse, Myoglobinämie, Lebersynthesestörung, chronisch-hepatische Porphyrie, Malassimilation, Malnutrition.
- Hämopexin ist im Gegensatz zu ☞ Haptoglobin kein Akute-Phase-Protein und kann daher bei Interpretationsschwierigkeiten der Haptoglobinkonzentration zur Diagnostik von Hämolysen beitragen. Die Hämopexinkonzentration sinkt allerdings erst bei schwerer Hämolyse messbar ab.
- Hämopexin ist ein hämbindendes Protein, seine Konzentration sinkt daher auch bei Myoglobinämie.

G
H
I

RB   30–200 mg/dl.

MA   1 ml Serum.

DD
- ↑: Akute-Phase-Reaktion, Cholestase, maligne Tumoren, nephrotisches Syndrom, Eisenmangelanämie.
- ↓: Intravasale Hämolyse, bei schwerem Verlauf nicht nachweisbar (☞ Hämoglobin, freies, im Plasma), infektiöse Mononukleose, Lebersynthesestörung, Ahaptoglobinämie, bei Kindern bis zum 10. Lebensjahr, leicht erniedrigt bei extravasaler Hämolyse.
- Haptoglobin ist ein Tetramer mit einer gewissen interindividuellen, genetischen Variabilität mit entsprechenden Unterschieden in der Haptoglobinkonzentration. Daher sollten Verlaufsuntersuchungen bei Verdacht auf Hämolyse durchgeführt werden.

ⓘ   Im Rahmen einer Akute-Phase-Reaktion sind normale oder leicht erhöhte Haptoglobinspiegel nicht als Hinweis gegen eine Hämolyse zu werten. Hier empfiehlt sich eine Bestimmung von ☞ Hämopexin. Bei stark erniedrigten Haptoglobinkonzentrationen sollten freies ☞ Hämoglobin im Plasma und ☞ Hämopexin bestimmt werden.

G
H
I

Harnsäure im Serum

RB
- **Frauen:** 2,0–5,7 mg/dl (119,2–339,8 mmol/l).
- **Männer:** 2,0–7,0 mg/dl (119,2–417,3 mmol/l).

MA 1 ml Serum.

DD
- ↑: Familiäre Hyperurikämie, purinreiche Kost (Innereien, Fleischbrühe, Hülsenfrüchte), Niereninsuffizienz, Alkoholabusus, kalorienreduzierte Kost, erhöhter Zellumsatz: Polycythaemia vera, Leukämien, Radiatio, Zytostatika, Medikation mit Thiazid- und Schleifendiuretika, Pyrazinamid, Nikotinsäureester, Ciclosporin, niedrig dosierten Salizylaten und anderen sauren Pharmaka.
- ↓ durch Allopurinol, Fibrate, Phenylbutazon, Azlocillin.

Harnstoff im Serum

RB 10–50 mg/dl (1,64–8,18 mmol/l).

MA 1 ml Serum.

DD
- ↑: Niereninsuffizienz, proteinreiche Kost, Resorption von Blut im Gastrointestinaltrakt, Katabolie: Postaggressionsstoffwechsel, Glukokortikoidtherapie, postoperativ, schwere Herzinsuffizienz, Exsikkose.
- ↓: Schwere Lebererkrankung, metabolische Azidose.

Synonym: Hämoglobin A$_{1c}$.

RB
- **Nichtdiabetiker:** < 6,1 %.
- **Diabetiker:**
  – Optimale Einstellung gemäß Leitlinie 2002: ≤ 6,5 %.
  – Ausnahme: Pat. > 70 Jahre, hierbei Lebenserwartung berücksichtigen.
  – Ungenügende Einstellung (Gefahr von Spätkomplikationen und schweren Stoffwechselentgleisungen): > 10 %.

MA
2 ml EDTA-Blut.
Hämolyse vermeiden.
Nach Möglichkeit Blutentnahme beim nüchternen Patienten.

DD
↑: Diabetes mellitus, abhängig von der Stoffwechseleinstellung.
Entsprechend der mittleren Erythrozytenlebenszeit ist der Wert des glykierten Hämoglobins erhöht bei länger andauernden Hyperglykämien während der letzten 4–8 Wo. vor der Untersuchung. Bei verkürzter Lebenszeit der Erythrozyten (z. B. Hämolyse, Hypersplenismus) ist der Wert vermindert.
Wegen seiner trägen Kinetik wird HbA$_{1c}$ nicht mehr zur Therapiekontrolle von Schwangeren empfohlen.

G
H
I

Synonym: α-Hydroxybutyratdehydrogenase, ☞ LDH-1-Isoenzym.

RB 50–140 U/l (0,8–2,3 µmol/l × Sek.).

MA 1 ml Serum.
Hämolyse vermeiden, keine körperliche Belastung vor der Blutentnahme.

DD HBDH ist das in Myokard und Erythrozyten in höherer Konzentration vorkommende Isoenzym der LDH. Aufgrund der langen HWZ wird es zur Diagnostik des abgelaufenen Myokardinfarkts eingesetzt.
↑: Myokardinfarkt (Aktivität der HBDH > 40 % der LDH-Aktivität, Anstieg nach 6–12 h, Maximum nach 30–72 h, Normalisierung nach 10–20 d), Hämolyse (Aktivität der HBDH > 60 % der LDH-Aktivität), Muskeldystrophie.

G
H
I

Synonym: Humanes Choriongonadotropin.

RB
- ≤ 5 U/l.
- **Postmenopausal** ≤ 10 U/l.
- **Schwangerschaft:**
  - *3. SSW:* ≤ 50 U/l.
  - *4. SSW:* ≤ 400 U/l.
  - *7. SSW:* 5000–90 000 U/l.
  - *13. SSW:* 40 000–140 000 U/l.
  - *2. Trimenon:* 8000–100 000 U/l.
  - *3. Trimenon:* 5000–65 000 U/l.

MA   1 ml Serum.

DD
- ↑: Schwangerschaft ab 10. D post conceptionem, Gemini-Gravidität, dialysepflichtige Niereninsuffizienz postmenopausaler Frauen, Blasenmole, Chorionkarzinom, Keimzelltumoren des Hodens und extragonadaler Gewebe.
- ↓: Ektope Gravidität, gestörte Frühschwangerschaft.
- Zusammen mit der Bestimmung von AFP und freiem Östriol oder Pregnancy-associated plasma protein A (PAPP-A) als Hinweis für Trisomie 21 (sog. Triple-Test).

β-HCG im Urin

Synonym: Humanes Choriongonadotropin.

RB Negativ.

MA 10 ml Urin.

DD ↑: Schwangerschaft ab 2 Wo. post conceptionem, ektope Gravidität, dialysepflichtige Niereninsuffizienz postmenopausaler Frauen, Blasenmole, Chorionkarzinom, Keimzelltumoren des Hodens und extragonadaler Gewebe.
Zusätzliche Untersuchung: ☞ β-HCG i.S.

Herzmuskulatur-Antikörper

RB < 1 : 20.

MA 1 ml Serum.

DD ↑: Kardiomyopathien (myofibrillärer Typ), Postkardiotomie-/Postmyokardinfarktsyndrom (myofibrillärer Typ), virale Perimyokarditis (myofibrillärer Typ), Kollagenosen (sarkolemmaler Typ).
Die Untersuchung dient der ergänzenden Diagnostik zur Differenzierung infektiöse gegen autoimmune Auslösung einer (Peri-)Myokarditis.

Synonym: 5-Hydroxyindolessigsäure.

☞ Abb. 2.4

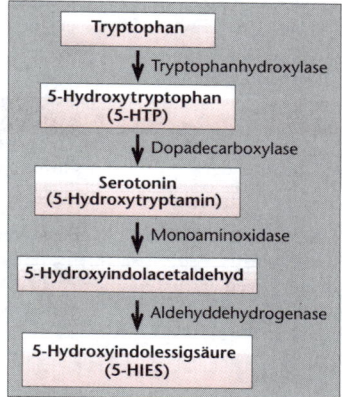

Abb. 2.4   5-Hydroxyindolessigsäure.

RB   2–10 mg/d (10–50 μmol/d).

MA   20-ml-Aliquot eines ☞ 24-h-Sammelurins. Vorlage von 10 ml 25 % HCl. Lichtgeschützt.
2 d vor und während der Sammelperiode keine Beeren, Bananen, Ananas, Nüsse, Melonen, Pflaumen, Tomaten, Mirabellen, Nikotin, Koffein.
Wenn nicht kontraindiziert, Katecholamine, Methyldopa, Reserpin, Fluorouracil, Antikonvulsiva, Serotonin-Wiederaufnahmehemmer, Paracetamol, Salicylsäure vorher absetzen.

DD   ↑: Karzinoid-Syndrom (nicht obligat), paraneoplastisch bei verschiedenen Karzinomen.
☞ Serotonin.

Histon-Antikörper +++

RB   Je nach Methode: Negativ oder < 25 U/l (ELISA).

MA   1 ml Serum.

☺   Fraktion der antinukleären Ak.

DD   ↑: Medikamentös induzierter Lupus erythematodes (95 %), systemischer Lupus erythematodes (30 %), chronische Polyarthritis (15 %).

HLA-B27 +++

RB   Ca. bei 6 % der Gesunden nachweisbar.

MA   5 ml EDTA-Blut.

DD   Assoziiert mit HLA-B27: M. Bechterew (87 %), reaktive Arthritis, Psoriasisarthritis, enteropathische Arthritis, juvenile rheumatoide Arthritis.

G
H
I

RB   < 15 µmol/l.

MA   EDTA-, Zitratplasma oder Monovetten mit spezifischem Inhibitor. Nicht Vollblut versenden, da Erythrozytenstoffwechsel Homocystein produziert: Anstieg um ca. 10 %/h!

(!)   4–8 h nach standardisierter Methionineinnahme (0,1 g/kg KG). Pat. nüchtern.

DD   Milde bis schwere Hyperhomocysteinämie: 15–100 µmol/l, sehr schwere Hyperhomocysteinämie > 100 µmol/l.
Erhöhtes Risiko für koronare Herzerkrankung (1,7-mal), zerebrovaskuläre Erkrankungen (2,5-mal), arterielle Verschlusskrankheit (6,8-mal), venöse Thrombosen (Faktor unklar). Der Nutzen einer therapeutischen Senkung ist nicht belegt.

G
H
I

RB ≤ 10 mg/d.

MA 20 ml eines 24-h-Sammelurins, angesäuert mit 10 ml Eisessig oder 10 % HCl. Urin vor Entnahme des Aliquots gut mischen.

Schwere körperliche Aktivität meiden. Wenn möglich keine Barbiturate, Salizylate, Antihypertonika mit Beeinflussung der Adrenalinausschüttung (8 d Therapiepause), keine Röntgenkontrastmittel, die während der Sammelperiode über Niere ausgeschieden werden.

Diät: Verzicht auf Alkohol, Kaffee, Tee, Vit. B, Bananen 3 d vor Blutentnahme.

G
H
I

DD
- ↑↑: Phäochromozytom, Neuroblastom, Ganglioneurom, schwere arterielle Hypertonie.
- ↑: Karzinoid, Cushing-Syndrom, akuter Myokardinfarkt.
- Bei krisenhafter Hypertonie kann der Befund auch bei Vorliegen eines Phäochromozytoms normal sein, wenn nicht während einer Blutdruckkrise gesammelt wurde.

Zusätzliche sinnvolle Untersuchungen: ☞ Adrenalin i.U., ☞ Noradrenalin i.U., ☞ Dopamin i.U.

Synonym: Immunglobulin G.

RB
- 0,6–4 mg/dl.
- Quotient Liquor/Serum: ≤ 0,003.

MA 1 ml Liquor.

⚠ Die Konzentration der Immunglobuline im Liquor ist von ihrer Serumkonzentration abhängig, daher ☞ Immunglobulin im Serum parallel bestimmen. Zur Differenzierung einer Schrankenstörung von einer intrathekalen Ak-Synthese ist der Liquor-Serum-Quotient des Albumins notwendig, beides sollte parallel bestimmt werden. ☞ Albumin i.L.

DD Zur Differenzierung Schrankenstörung gegen lokale Immunglobulinsynthese Bestimmung des **Delpech-Lichtblau-Quotienten = IgG-Index:**

$$\frac{\dfrac{\text{IgG im Liquor [mg/dl]}}{\text{IgG im Serum [g/dl]}}}{\dfrac{\text{Albumin im Liquor [mg/dl]}}{\text{Albumin im Serum [g/dl]}}}$$

Werte < 0,8 (laborabhängig) sprechen gegen, Werte > 0,8 für eine lokale IgG-Produktion. Bei entsprechender Fragestellung sollte diese Untersuchung auch für IgA und IgM durchgeführt werden, darüber hinaus ggf. Untersuchung auf oligoklonale Banden. ☞ Liquoranalyse.

IgG-Subklassen im Serum

RB Methoden- und altersabhängig.

MA 5 ml Serum.

⚠ IgG-Subklassenkonzentrationen unterliegen starker Altersabhängigkeit, nachgewiesener IgG-Subklassenmangel bei klinischem Immundefekt stellt keine Diagnose dar, sondern erfordert weitere Abklärung. IgG-Subklassenmangel kann mit häufigen Atemwegsinfektionen, Sinusitiden, Asthma bronchiale, Bronchiektasien oder Diarrhöen einhergehen.

DD
- **IgG1:**
  - ↑: Autoimmunerkrankungen, HIV.
  - ↓: IgG-Mangel aufgrund Verlust (nephrotisches Syndrom, → Immunglobuline im Serum, quantitativ).
- **IgG2:**
  - ↑: Keine diagnostische Bedeutung, allergische Alveolitis.
  - ↓: Oft kombiniert mit IgG4-Subklassenmangel; häufigster hereditärer Subklassenmangel, geht einher mit gehäuften Infektionen der oberen und tiefen Atemwege, Anfälligkeit für Infektionen mit bekapselten Bakterien (z.B. S. pneumoniae, H. influenzae).
- **IgG3:**
  - ↑: Keine diagnostische Bedeutung, HIV.
  - ↓: Häufigster Subklassenmangel bei Erwachsenen, geht einher mit gehäuften respiratorischen Infekten.
- **IgG4:**
  - ↑: Atopien, chronische Infektionen, Parasitosen, Mukoviszidose.
  - ↓: Selektiver Mangel ohne klinische Relevanz, häufig im Kombination mit einem IgG2-Mangel.

G
H
I

Synonym: Immunelektrophorese.

MA 2 ml Serum.
20 ml Urin.

DD Nachweis und Spezifizierung (IgG, IgA, κ, λ) einer monoklonalen Gammopathie.

Immunfixation i.U. allenfalls als zusätzliche Untersuchung (Bençe-Jones-Protein).

Monoklonale Gammopathien treten auf bei malignen Grunderkrankungen: Plasmozytom, M. Waldenström und andere Non-Hodgkin-Lymphome, Leukämien, seltener bei anderen Malignomen.

Fakultativ bei chronisch-aktiver Hepatitis, primär biliärer Zirrhose, Leberzirrhose, HIV-Infektion, AIDS, Autoimmunerkrankungen, Kollagenosen, Amyloidose, hereditärer Sphärozytose, ☞ Kälteagglutinine (IgM), „benigne monoklonale Gammopathie", z. B. des alten Menschen. Kann auch auftreten mit zunächst unklarer Signifikanz („MGUS").

G
H
I

RB
- **IgA:** 90–450 mg/dl.
- **IgD:** ≤100 U/ml.
- **IgE:**
  - ≤ 25 U/ml: Atopie unwahrscheinlich.
  - 26–100 U/l: Graubereich.
  - > 100 U/ml: Atopie wahrscheinlich.
- **IgG:** 800–1 800 mg/dl.
- **IgM:**
  - *Frauen:* 60–370 mg/dl.
  - *Männer:* 50–320 mg/dl.

MA 1 ml Serum.

DD
- **IgA:**
  - ↑: Monoklonale Gammopathie:
    ☞ Immunfixation.
    Polyklonal: Chronische Infektionen v.a. der Schleimhäute, toxische Leberschädigung.
  - ↓: Angeborene oder erworbene Mangelzustände (Ak-Mangel-Syndrom, selektiver IgA-Mangel ist mit 1 : 700 der häufigste Immundefekt), chronisch-lymphatische Leukämie, Immunsuppression.
- **IgD:**
  ↑: Monoklonale Gammopathie:
  ☞ Immunfixation.
- **IgE:**
  ↑: Monoklonale Gammopathie:
  ☞ Immunfixation.
  Polyklonal: Atopien, Parasitosen, M. Hodgkin, AIDS, Aspergillose, Pemphigoid, Panarteriitis nodosa, Kawasaki-Syndrom, schwere Lebererkrankungen, Mukoviszidose, Hyper-IgE-Syndrom, zelluläre Immundefekte.

- **IgG:**
  - ↑: Monoklonale Gammopathie:
    ☞ Immunfixation.
    Polyklonal: Infektionen, chronische Entzündungen, Leberzirrhose.
  - ↓: Nephrotisches Syndrom, angeborene oder erworbene Mangelzustände (Ak-Mangel-Syndrom), Immunsuppression ☞ IgG-Subklassen im Serum.
- **IgM:**
  - ↑: Monoklonale Gammopathie:
    ☞ Immunfixation.
    Polyklonal: Akute Infektion, akuter Schub einer chronischen Entzündung, typischerweise bei primär biliärer Zirrhose.
  - ↓: Angeborene oder erworbene Mangelzustände (Ak-Mangel-Syndrom), chronisch-lymphatische Leukämie, Immunsuppression.

Immunkomplexe   +++

RB   Methodenabhängig.

MA   1 ml Serum frisch oder gefroren.

Ⓘ   Der Nachweis von zirkulierenden Immunkomplexen in niedriger Konzentration ist physiologisch.

DD
- ↑: Systemischer Lupus erythematodes, rheumatoide Arthritis, Infektionen: Zytomegalie, Toxoplasmose, Hepatitis, Malaria, Streptokokken, auch bei M. Crohn, Colitis ulcerosa, Vaskulitis, Granulomatosen, Hypersensitivitätsreaktionen mit Hämolyse und Thrombopenie.
- Fehlender Nachweis von zirkulierenden Immunkomplexen schließt eine Immunkomplexerkrankung nicht aus (gewebeständige Immunkomplexe). Bei Nachweis von zirkulierenden Immunkomplexen Charakterisierung der entsprechenden Ak möglich.

Inselzell-Autoantikörper

+++

Synonym: ICA.

RB < 2 JDF-Units.

MA 1 ml Serum.

⚠ Immunfluoreszenztest auf ICA ist bei Vorliegen von antinukleären Ak nicht verwertbar. Nach Manifestation eines Diabetes mellitus sinkt die Häufigkeit nachweisbarer ICA: Nach 10 Jahren Krankheitsdauer sind noch 10 % der Diabetiker ICA-positiv.

DD
- ↑↑: Bei Gestationsdiabetes: Spricht für Diabetes Typ 1 mit Manifestation in der Schwangerschaft.
- ↑: Bei 80 % der Typ-1-Diabetiker bei Erstmanifestation, bei Verwandten 1. Grades von Diabetikern (ohne klinische Manifestation).

Gleichzeitige Untersuchung auf ☞ Anti-Glutamat-Dekarboxylase-Ak (GADA) bei Verdacht auf einen LADA-Diabetes (LADA = latent autoimmune diabetes in adults).

Weitere Bestimmung von ☞ Tyrosin-Phosphatase-Ak (IA2-Antikörper) und ☞ Insulin-Autoantikörper erhöht die diagnostische Sicherheit bezüglich der Prädikation des Auftretens eines Diabetes mellitus.

Insulin-Antikörper

+++

Synonym: IAK.

RB < 12 IE/ml.

MA 1 ml Serum.

⚠ Nicht verwechseln mit ☞ Insulin-Autoantikörper (IAA)!

DD ↑: Bei Bildung von Ak gegen exogenes Insulin im Rahmen einer Diabetes-Therapie.

Synonym: IAA.

RB   Negativ.

MA   1 ml Serum.

☉   Auftreten der Ak ist eng an das Lebensalter gebunden.
Nicht verwechseln mit ☞ Insulin-Ak (IAK).

DD   ↑: Bei diabetischen Kleinkindern bei > 90 % nachweisbar, mit zunehmendem Lebensalter sinkt die Wahrscheinlichkeit des Ak-Nachweises.
Erhöhte IAA haben einen hohen Vorhersagewert bezüglich des Auftretens eines Diabetes mellitus, wenn gleichzeitig auch andere diabetesassoziierte Autoantikörper nachweisbar sind. Gleichzeitige Untersuchung auf ☞ Inselzell-Autoantikörper (ICA), ☞ Anti-Glutamat-Dekarboxylase-Ak (GADA) und ☞ Tyrosin-Phosphatase-Ak sind notwendig. Alleinig erhöhte Insulin-Autoantikörper sind nur mit einem geringen Risiko der Diabetesentstehung assoziiert.

G
H
I

Interleukin-6

+++ €

RB
- **Erwachsene:** < 10 pg/ml.
- **Bis 7. Lebenstag:** < 30 pg/ml, > 50 pg/ml Hinweis auf neonatale Sepsis.

MA 1 ml Serum oder Drainagen/Lavagen/Punktate.

DD ↑: In den Flüssigkeiten entzündeter Körperhöhlen, im Serum Frühdiagnostik akuter Infektionen, Hypoxie, systemischer Entzündung, neonataler Sepsis und intrauterinen Infektionen.

☉ Früher aber sehr kurzfristiger Entzündungsmarker. Nie als alleinigen Entzündungsparameter bewerten! ☞ CRP, ☞ LBP.
Ein Abfall beweist einen Entzündungsrückgang nicht (Immunparalyse) ☞ Prokalzitonin, ☞ LBP.

Intrinsic-Faktor-Antikörper

+++

RB Negativ.

MA 1 ml Serum.

DD ↑: Typ-A-Gastritis mit und ohne perniziöse Anämie, hierbei auch ☞ Parietalzell-Ak: Autoimmune Endokrinopathien, Vitiligo.

☉ Typ-A-Gastritis: Histologische Sicherung obligat!

Jo-1-Antikörper

+++

RB Methodenabhängig: Negativ oder < 1 (ELISA).

MA 1 ml Serum.

DD ↑: Dermatomyositis (≤ 40 %), Polymyositis (≤ 40 %).

Kälteagglutinine

+++

RB   Negativ.

MA   10 ml Vollblut; Blutentnahme in vorgewärmtes Röhrchen, sofortiger Transport ins Labor bei 37 °C, optimal ist die Blutentnahme im Labor.

DD
- **Passager** ↑: Mykoplasmeninfektion, infektiöse Mononukleose, Zytomegalie (hierbei polyklonale Kryoglobulinämie).
- **Chronisch** ↑: Lymphome, hier häufig bei monoklonaler Gammopathie, idiopathisch, hierbei monoklonale Kryoglobulinämie.

Kalium im Serum

+

RB   3,6–5,6 mmol/l (14,1–21,5 mg/dl).

MA   1 ml Serum.
Falsch hohe Werte durch zu langes Stauen, Hämolyse und Thrombozytose.

DD
- ↓: Renale Verluste: Diuretika, Steriode, Hyperaldosteronismus, Cushing-Syndrom.
Enterale Verluste: Diarrhö, Erbrechen, Fisteln, Laxanzien.
Verteilungsstörung: Metabolische Alkalose, perniziöse Anämie unter Vit.-B_{12}-Substitution, Anbehandlung des diabetischen Komas, respiratorische Alkalose.
- ↑: Verminderte renale Ausscheidung: Niereninsuffizienz, kaliumsparende Diuretika, Hypoaldosteronismus, Nebennierenrindeninsuffizienz.
Verteilungsstörung: Azidose, massive Hämolyse, Zellzerfall, Succinylcholin.

Kalium im Urin

RB 2–4 g/24 h (25–100 mmol/24 h).

MA 20 ml ☞ 24-h-Sammelurin.

⚠ Zur DD: ☞ Natrium, z.B. Niereninsuffizienz.
Zur DD: ☞ BGA, z.B. metabolische Azidose.

DD • ↓: Erbrechen, Durchfall, gastrointestinale Draina-
gen, Sonden, Fisteln, M. Addison, extrarenale Urämie, Laxanzienabusus.
Oligurische Nephropathien: Glomerulonephritis,
Pyelonephritis, Nephrosklerose, Salzverlustniere.
• ↑: Polyurische Phase des akuten Nierenversagens,
interstitielle Nephritis, renal-tubuläre Azidose,
Fanconi-Syndrom, Bartter-Syndrom, Hyperaldosteronismus, Cushing-Syndrom, Conn-Syndrom,
Hyperkalzämie-Syndrom, Diabetes mellitus, metabolische Azidose und Alkalose, Diuretika,
ACTH, Glukokortikoide, Aminoglykoside, Hunger.

Kalzitonin im Serum

RB ≤ 30 pg/ml, Graubereich 30–100 pg/ml.

MA 1 ml Serum; sofortige Probenaufbereitung oder Versand des eingefrorenen Materials.

DD ↑: C-Zell-Karzinom = medulläres Schilddrüsenkarzinom (stark), C-Zell-Hyperplasie im Rahmen eines
MEN, paraneoplastisch bei anderen Tumoren:
Mamma, Prostata, neuroendokrines System,
z.B. kleinzelliges Bronchialkarzinom, terminale Niereninsuffizienz, Hypergastrinämie (☞ Pentagastrin-
Test).

Kalzium im Serum

RB
- **Gesamtkalzium:** 2,2–2,65 mmol/l (1,1–1,3 mval/l).
- **Ionisiertes Kalzium:** 1,15–1,35 mmol/l (0,6–0,7 mval/l).

MA 1 ml Serum.

⚠ Albuminabweichung bedingt gleichsinnige Kalziumabweichung.
Falsch hohe Werte durch langes Stauen bei der Blutabnahme.

DD
- ↓: Vit.-D-Stoffwechselstörungen; Hypoproteinämie (nephrotisches Syndrom, Leberzirrhose), Hypoparathyreoidismus (DD ☞ Parathormon), Hyperphosphatämie, akute nekrotisierende Pankreatitis; Therapie mit Furosemid, Antiepileptika, Steroiden, Lithium, Propranolol.
- ↑: Paraneoplastisch, endokrin, V.a. primären und tertiären Hyperparathyreoidismus, Immobilisation, Sarkoidose, M. Paget, Thiazide, Tamoxifen, Vit. D ↑, Vit. A ↑, Lithium, Kationenaustauscher.

Kalzium im Urin

RB 0,1–0,4 g/24 h (< 3,8 mmol/24 h).

MA 50 ml ☞ 24-h-Sammelurin.
Keine spezielle Diät notwendig.

⚠ Immer in Zusammenhang mit Phosphatwerten i.S. und i.U. befunden.

DD
- ↑: Paraneoplastisch, Knochenfiliae, Hyperkalzämie, Immobilisation, Nephrolithiasis, primärer Hyperparathyreoidismus, Hyperthyreose, Cushing-Syndrom, Sarkoidose.
- ↓: Hypoparathyreoidismus, Niereninsuffizienz (auch bei kompensierter Retention).

Kardiolipin-Antikörper

+++

RB   Negativ.

MA   1 ml Zitratplasma.

DD   ↑: Bei Antiphospholipidsyndrom mit rezidivierenden arteriellen oder venösen Thrombosen, nichtinfektiöser Endokarditis, rezidivierenden (habituellen) Aborten, Thrombozytopenie, Hämolyse (primär oder als sekundäres Antiphospholipidsyndrom im Rahmen einer anderen Autoimmunerkrankung) ☞ Lupusantikoagulans.

β-Karotin im Serum

+

J
K
L

RB   40–200 µg/l (0,7–3,7 µmol/l).

MA   1 ml Serum.
Serum lichtgeschützt aufbewahren. Probe muss am Entnahmetag untersucht oder aber tiefgefroren versandt werden.

⚠   Vor Blutentnahme sollten Orangen, Karotten, Bräunungsmittel und die unten genannten Medikamente gemieden werden.

DD   • ↑: Fettstoffwechselstörungen, Schwangerschaft, Hypothyreose, nephrotisches Syndrom.
• ↓: Malassimilationssyndrom (Steatorrhö), Malnutrition, Lebererkrankungen, Einnahme oraler Kontrazeptiva, Einnahme von Metformin, Kanamycin, Neomycin.

Synonym: C1-Esterase-Inhibitor.

RB
- **Enzymatische Aktivität:** 70–130 %.
- **Quantitativ:** 16–33 mg/dl.

MA
- Für die **Aktivitätsbestimmung** 5 ml Zitratplasma einfrieren und gefroren versenden.
- Für die **quantitative Bestimmung**: 2 ml Serum, sofortige Weiterverarbeitung gewährleisten.

DD
- **Enzymatische Aktivität** ↓: Hereditäres Angioödem Typ II (auf 15 % erniedrigt), erworbenes angioneurotisches Angioödem Typ II.
- **Quantitativ** ↓: Erworbenes angioneurotisches Angioödem Typ I und II, verminderte Synthese von C1-INH bei 85 % der Patienten mit hereditärem angioneurotischen Ödem Typ I.

Synonym: C3-Komplementfaktor.

RB   55–120 mg/dl.

MA   1 ml Serum.

DD
- ↑: Akute Phase entzündlicher Erkrankungen.
- ↓: Angeborener Mangel, Verbrauch bei Immunkomplexerkrankungen, z.B. systemischer Lupus erythematodes, Kryoglobulinämie (☞ Kälteagglutinine) Glomerulonephritis (Grad der Erniedrigung korreliert mit Krankheitsaktivität).

Synonym: Gesamthämolytische Komplementaktivität.

RB 19,5–60 mg/dl.

MA 2 ml Serum. Sofortige Weiterverarbeitung gewährleisten bzw. Serum einfrieren und gefroren versenden.

DD Suchtest für alle Komplementaktivitätsminderungen („klassischer" Weg), Suchtest für den „alternativen" Weg → AP50 (nur Speziallabors).
- ↑: Infektionen (akut / chronisch).
- ↓: Synthesestörung und Komplementdefekte bei Erkrankungen des retikulozytären Systems.
  Verbrauch: Immunkomplex- und Autoimmunerkrankungen (z.B. systemischer Lupus erythematodes), Vaskulitis mit Nierenbeteiligung (z.B. Poststreptokokken- und membranoproliferative Glomerulonephritis), Infektionen (z.B. Sepsis, Endokarditis, Hepatitis, Malaria).

J
K
L

RB
- **08.00 Uhr:** 8−25 µg/dl (1,26−3,94 nmol/l).
- **16.00 Uhr:** 5−12 µmg/dl (0,79−1,89 nmol/l).
- **24.00 Uhr:** < 5 µg/dl (< 0,79 nmol/l).

MA 2 ml Serum.
Wenn nicht kontraindiziert: Glukokortikoide mindestens 3 d vorher absetzen. Stress vermeiden.

☉ Kortisol-Tagesprofil wesentlich aussagekräftiger als morgendlicher Kortisolwert. Noch sensitiver sind die Kurzteste, z.B. ☞ Dexamethason-Kurztest, ☞ ACTH-Kurztest.

DD
- ↑: Primäres und sekundäres Cushing-Syndrom (☞ Tab. 2.5), ektope, paraneoplastische ACTH-Produktion, orale Kontrazeptiva, Östrogene, letztes Schwangerschaftsdrittel, Nikotinabusus, Psychosen, ausgeprägte Adipositas.
- ↓: Nebennierenrindeninsuffizienz, Hypopituitarismus, Leberzirrhose, renaler oder intestinaler Eiweißverlust.

Bei pathologischen Werten ☞ Kortisol-Tagesprofil.
☞ Dexamethason-Test.
☞ ACTH-Test.
☞ CRH-Test.

J
K
L

Tab. 2.5   DD Cushing-Syndrom

Parameter	ACTH-abhängig		ACTH-unabhängig	
	Zentral	Ektop	Adenom	Karzinom
Dexamethason-Hemmtest 2 mg	ns (ts)	ns	ns	ns
Kortisol im 24-h-Urin	↑	↑↑↑	↑	↑↑
ACTH-Spiegel	n, ↑	↑	n, ↓	n, ↓
Dexamethason-Hemmtest 8 mg	ts−s	ns	ns	ns
CRH-Test (Kortisol)	↑	↑	− (↑)	− (↑)
CRH-Test (ACTH)	↑	s	s	−
17-Ketosteroide (24-h-Urin)	−	−	−	↑↑

n = normal; n ↑ = normal oder erhöht; n ↓ = normal oder supprimiert; ↑ = erhöht; ↑↑ = deutlich erhöht; ↑↑↑ = exzessiv erhöht; s = supprimiert; ns = nicht supprimiert; ts = teilsupprimiert; − = gleichbleibend, keine Dynamik; (↑) zum Teil stimulierbar.

Kreatinin im Serum   +

RB   0,6−1,36 mg/dl (44−120 μmol/l).

MA   1 ml Serum.

DD   • ↑: Chronische Niereninsuffizienz (jedoch erst bei > 50%iger Reduktion der Filtrationsleistung erhöht), akutes Nierenversagen, akuter Muskelzerfall (Trauma, Verbrennung, akute Muskeldystrophie), Akromegalie, durch Cimetidin, Co-trimoxazol, Ciclosporin, Mefenaminsäure.
   • ↓: Verminderte Muskelmasse, Gravidität, vermehrte Nierendurchblutung, z.B. bei juvenilem Diabetes mellitus (Stadium I der diabetischen Nephropathie).

RB 155–250 mg/dl (8,8–14 mmol/l).

MA 50 ml ☞ 24-h-Sammelurin.

DD • ↑: Erhöhte Muskelmasse, akute (Crush-Niere) und chronische Myopathien, paroxysmale Myoglobinurie.
• ↓: Verminderte Muskelmasse, Niereninsuffizienz.

Kreatinin-Clearance

Endogene Kreatinin-Clearance (ECC):
Erfordert gleichzeitige Bestimmung des Serumkreatinins:

$$\frac{\text{Urinkreatinin} \times \text{Urinvolumen}}{\text{Serumkreatinin} \times \text{Zeit} \left(^{ml}/_{min}\big/_{1,73\ m^2}\right)} = \text{ECC}$$

Normwerte:
• Männer: > 95–160 ml/Min./1,73 m^2 (> 1,54–2,60 ml/s).
• Frauen: > 98–156 ml/Min./1,73 m^2 (> 1,59–2,54 ml/s).

J
K
L

Ⓘ Im Alter trotz normalen Serumkreatinins verminderte endogene Kreatinin-Clearance (ECC) aufgrund verminderter Muskelmasse.

Kupfer im Serum

+++

RB 70–140 µg/dl (11–22 µmol/l).

MA 1 ml Serum.
Erhöhte Spiegel bei Einnahme oraler Kontrazeptiva.

DD
- ↓: M. Wilson (Urin-Kupferausscheidung auf > 100 mg/24 h erhöht, ☞ Coeruloplasmin ↓), nephrotisches Syndrom, Malabsorption, längerfristige parenterale Ernährung, M. Bechterew, Kwashiorkor.
- ↑: Leberzirrhose, Hämochromatose, Verschlussikterus, akute und chronische Entzündung, Anämie, Nekrose, Malignome, V.a. Leukämien, M. Hodgkin, Mammakarzinom, Gravidität im letzten Trimenon.

J
K
L

Laktat im Liquor, im Plasma

+

RB
- **Liquor:** 10,0–19,1 mg/dl (1,1–2,1 mmol/l).
- **Plasma:** 5–15 mg/dl (0,6–1,7 mmol).

MA 2 ml Liquor.
5 ml Natriumfluoridblut.
Körperliche Aktivität und Alkoholkonsum können Werte um bis zu 100 % erhöhen, möglichst ungestautes Venenblut entnehmen.

DD
- ↑ **Liquor:** Bakterielle Meningitis > 30 mg/dl, korreliert mit Ausmaß des zerebralen Ödems und der Bewusstseinstrübung beim Hirninfarkt.
- ↑ **Serum:** Gewebshypoxien (wichtiger Frühindikator, z.B. bei Mesenterialinfarkt), bakterielle Sepsis, Schock, Leberzirrhose, Thiaminmangel, HIV-Therapie mit nukleosidanlogen Reverse-Transskriptase-Inhibitoren (NRTI), metabolische Azidose (sekundär bei dekompensiertem Diabetes mellitus, postoperativ), Sport.

Synonym: Lipopolysaccharidbindendes Protein.

RB 2,1–12,2 µg/l.

MA 2 ml Serum.

DD Parameter zur Differenzierung eines SIRS („systemic inflammatory response syndrome").
LBP ist ein vorwiegend in der Leber synthetisiertes Akute-Phase-Protein, das bei bakteriellen Infektionen sehr rasch in seiner Serumkonzentration ansteigt (nach einigen Stunden).
↑: Bakterieller Infekt, bei nicht wesentlich erhöhtem ☞ Interleukin 6 lokal begrenzt (z.B. Pneumonie), bei erhöhtem ☞ Interleukin 6 mit systemischer Entzündungsreaktion. Abdominelle Infektionen (Colitis ulcerosa), hämolytisch-urämisches Syndrom.

J
K
L

Synonym: Laktat-Dehydrogenase.

RB 120–240 lE/l = Summe der 5 Isoenzyme.

MA 1 ml Serum.

☺ Differenzierung selten notwendig und teuer.

DD • **Gesamt-LDH:**
↑: Herzinfarkt-Spätdiagnostik (spezifischer ☞ Troponine), Myokarditis, Myopathie, kardiale Leberstauung, Hepatitis, Mononukleose, toxische Leberschäden, Gallenwegserkrankungen, Malignome, Lungeninfarkt, perniziöse und hämolytische Anämien.

- **Isoenzyme:**
  - LDH1 (= ☞ HBDH) + LDH2 ↑: Hämolyse, Myokardinfarkt, gestörte Erythropoese, Keimzelltumor.
  - LDH3 ↑: Thrombozytenzerfall, Lungenembolie, Tumoren (v. a. hämatologische).
  - LDH 4 + LDH5 ↑: Leber-, Gallenwegs- und Skelettmuskelerkrankungen.
- **Gesamt LDH/LDH1** (Quotient normal 1,38–1,64):
  - ↓: Herzinfarkt (Spätdiagnostik: Quotient bis 20. d < 1,3), Hämolyse, disseminierte intravasale Verbrauchskoagulopathie.
  - ↑: Leberparenchymschäden.

Leucin-Aminopeptidase im Serum   +++

Synonym: LAP.

RB 6–35 U/l.

MA 1 ml Serum.

☉ Sehr selten indiziert, z. B. bei unklarer Cholestase.

DD ↑: Bei Cholestase: Toxisch (medikamentös, Alkohol), Ikterus, Cholangitis, primär biliäre Zirrhose, Schwangerschaft, Tumoren.

RB Nachweis intrazellulärer Enzymaktivität durch Substratabbau, der durch Farbstoffniederschlag sichtbar gemacht wird (Lichtmikroskopie).

MA Luftgetrocknete Blut- und Knochenmarkausstriche oder -schnitte. Zur Differenzierung pathologischer Blutbilder sowie für spezielle Fragestellungen werden zytochemische Färbemethoden angewendet.

! Zytochemische Untersuchungen nicht an Ausstrichen durchführen, die älter als 3 d sind, da Aktivitätsverlust der zu untersuchenden Enzyme.

DD ☞ Tab. 2.6.

J
K
L

Tab. 2.6 Zytochemische Leukozytendifferenzierung

Enzym	Bewertung
Peroxidase	Differenzierung der akuten Leukämien: • Positiver Nachweis: Myeloisch • Negativer Nachweis: Lymphatisch
Alkalische Leukozytenphosphatase	• Verminderte Aktivität: CML, PNH • Erhöhte Aktivität: Myelofibrose, Polycythaemia vera, myeloproliferative Erkrankungen
Unspezifische Esterase	Abgrenzung der akuten myeloischen Leukämie mit monozytärer Differenzierung
Saure Phosphatase	Positiver Nachweis bei: Haarzellleukämie, akuter promyelozytärer und akuter myelomonozytärer Leukämie, akuter Erythroleukämie und akuter megakaryoblastärer Anämie
PAS-Reaktion	Nachweis von Glykogen in Knochenmarkzellen bei: Erythroleukämie, akuter, megakaryoblastärer Anämie und ALL
Terminale Desoxynukleotidyltransferase	Abgrenzung lymphatischer Leukämien

Synonym: Luteinisierendes Hormon.

RB
- **Frauen:**
  - *Präpubertär:* < 0,9 U/l.
  - *Follikelphase:* 2–6 U/l.
  - *Ovulationsphase:* 6–20 U/l.
  - *Lutealphase:* 3–8 U/l.
  - *Postmenopause:* > 30 U/l.
- **Männer:**
  - *Präpubertär:* 0,2–0,8 U/l.
  - *Postpubertär:* 0,8–8,3 U/l.

MA 1 ml Serum.

☉ Ist das LH niedrig, sollte ein ☞ LH-RH-Test durchgeführt werden.

DD Überprüfung der Gonadenfunktion, DD: Zyklusstörung, Hypogonadismus.
- **Frauen:**
  - ↑: Ovarialinsuffizienz (sekundäre), z.B. Z.n. Chemotherapie, Kastration, Lutealphase, Menopause.
  - ↓: Ovarialinsuffizienz (primär), z.B. Östrogentherapie, ektope Steroidproduktion, Hypophyseninsuffizienz ☞ LH-RH-Test.
- **Männer:**
  - ↑: Hypogonadismus (primär), z.B. Z.n. Kastration, Anorchie, M. Klinefelter und Z.n. Chemotherapie.
  - ↓: Hypogonadismus (sekundär), z.B. Leberfunktionsstörung, Östrogentherapie, Hypophyseninsuffizienz ☞ LH-RH-Test.

Lipase im Serum

RB   < 190 U/l.

MA   1 ml Serum.

☺   Anstieg 5–6 h nach Symptombeginn.

DD   ↑: Akute/chronische Pankreatitis, Ausmaß der Lipaseerhöhung korreliert nicht mit Schwere der Erkrankung. Colitis ulcerosa, Morbus Crohn.
Bei akuter Pankreatitis ist die Lipase länger erhöht als die Amylase. Bei Niereninsuffizienz (Dialyse) sind erhöhte Werte ohne klinische Relevanz, da die Lipase renal eliminiert wird. ☞ α-Amylase.

Lipidstatus im Serum

RB
- **Gesamtcholesterin:** < 200 mg (< 5,2 mmol/l).
- **LDL-Cholesterin:** < 130 mg/dl (< 3,36 mmol/l).
  - *< 2 Risikofaktoren:* ≤ 160 mg/dl (≤ 4,2 mmol/l).
  - *≥ 10 2 Risikofaktoren:* ≤ 130 mg/dl (≤ 3,6 mmol/l).
  - *KHK oder Diabetes mellitus:* ≤ 100 mg/dl (≤ 2,6 mmol/l).
- **HDL-Cholesterin:**
  - *Frauen:* > 45 mg/dl (> 1,2 mmol/l).
  - *Männer:* > 35 mg/dl (> 0,9 mmol/l).
- **LDL/HDL-Quotient:**
  - *Normal:* ≤ 3,5.
  - *Graubereich:* 3,6–3,8.
  - *Erhöht:* ≤ 3,9.
- **Triglyzeride:** < 200 mg/dl (< 2,3 mmol/l).
- **Lipoprotein (a):** < 30 mg/dl.

MA   1 ml Serum, 12 h vorher nüchtern.

DD   Klassifizierung nach Frederickson (☞ Tab. 2.7).

Tab. 2.7   Hyperlipidämien – Klassifizierung nach Frederickson

Typ	LDL-Cholesterin	Triglyzeride	Chylomikronen
I	–	↑↑↑	+ [1]
IIa	↑	–	–
IIb	↑	↑	–
III	Rechnerisch ↑ [2]	↑↑	–
IV	–	↑↑	–
V	–	↑↑↑	+

[1]: Unterscheidung vom Typ V durch Betrachtung nach Kühlschranktest:
Typ I: Unterstand klar, Typ V: Unterstand trübe.

[2]: In der Ultrazentrifuge wahrheitsgemäß erniedrigt. Der Verdacht auf
Typ III entsteht bei ausgeprägter Erhöhung von Triglyzeriden **und** Cholesterin. Bestätigung: ☞ ApoE-Polymorphismus.

J K L

⊕ Die teurere Lipoproteinelektrophorese liefert außer
einem Chylomikronennachweis keine zusätzlichen
Informationen. Für Chylomikronen Kühlschranktest: Sie rahmen auf Serum nach 24 h ab.

Liquoranalyse   +

RB   • **Zellen:** < 15/3 oder < 5/µl.
   – *Lymphozyten:* 30–60 %.
   – *Monozyten:* 30–50 %.
   – *Neutrophile:* < 3 %.
   – Restliche selten.
• **Eiweiß:** 15–45 mg/dl.
• **Albumin:** 11–35 mg/dl.
• **IgA:** 0,15–0,6 mg/dl.
• **IgG:** 2–4 mg/dl.
• **IgM:** < 0,1 mg/dl.
• **Glukose:** 45–70 mg/dl (2,5–3,9 mmol/l).
• **Laktat:** 11–19 mg/dl (1,2–2,1 mmol/l).
• **Liquordruck:** 5–18 cm H_2O (0,6–1,8 kPa).

MA 5 ml Liquor, gleichzeitig Entnahme von 5 ml Serum zur Bestimmung der Gradienten Serum – Liquor.

DD
- **Zellen:**
  - Bakterielle Meningitis: $> 1000/\mu l$, virale Meningitis: $> 100-1000/\mu l$, bei Tuberkulose meist $< 400/\mu l$.
  - Bakterielle Infektionen: Polynukleäre/neutrophile Zellen.
  - Virale Infektionen: Mononukleäre/lymphozytäre Zellen.
  - Nachweis von pathologischen Zellen bei Hirntumoren/Metastasen.
  - Blutbeimengung bei Trauma/Gefäßruptur/traumatische Punktion.
- **Eiweiß:**
  - Pandy-Reaktion: Optische Quantifizierung der Trübung.
  - Bakterielle Meningitis: > 1000 mg/dl.
  - Virale Meningitis: < 100 mg/dl.
  - Tuberkulose, Enzephalitis meist < 400 mg/dl.
  - Kompressionssyndrom bis 4000 mg/dl.
  - Polyradikulitis bis 2000 mg/dl.
- **Albuminquotient (Albumin i.L./i.S.):** Normal $< 0,007$.
- **IgG-Index (Liquor IgG/Serum IgG):**
  - Normal: $< 0,0031$.
  - ☞ IgG i.L.
- **Glukose:**
  - Normal: 60–70 % des SerumBZ (immer simultan bestimmen).
  - Bei tuberkulöser und bakterieller Meningitis: < 50 %.

J
K
L

LKM-Antikörper

Synonym: Liver-kidney microsomal antibodies.

RB Negativ.

MA 1 ml Serum.

DD ↑: Autoimmunhepatitis Typ 2a und 2b.
Zur weiteren Diagnostik bei V. a. Autoimmunhepatitis sinnvolle Ak: ☞ ANA, ☞ AMA, ☞ SLA, Hepatitis-C-Virus-Ak (☞ Hepatitisserologie).
Ak-Tabelle ☞ Tab. 2.10.

Lipoprotein (a)

J
K
L

Synonym: Lp(a).

RB < 30 mg/dl.

MA 1 ml Serum.

DD Bei Erhöhung gesteigertes Atheroskleroserisiko. Individuelle Höhe ist genetisch determiniert und kaum beeinflussbar.
☞ Lipidstatus i.S.

RB Negativ.

MA Zitratplasma.

(!) Untersuchung kann unter Antikoagulation mit Heparin oder Vit.-K-Antagonisten nicht durchgeführt werden!

DD ↑: Antiphospholipidsyndrom mit rezidivierenden arteriellen oder venösen Thrombosen, nichtinfektiöse Endokarditis, rezidivierende (habituelle) Aborte, Thrombozytopenie, Hämolyse (primär oder als sekundäres Antiphospholipidsyndrom im Rahmen einer anderen Autoimmunerkrankung), Infektionen besonders in der Pädiatrie (Bakterien, Viren, Protozoen).
☞ Kardiolipin-Ak.

J
K
L

RB
- **Gesamt:** 1,5−4,0/nl; 18−45 % der ☞ Leukozyten.
- **B-Lymphozyten:** 70−300/µl (3−12 %)
  − *CD19:* 7−23 %.
  − *CD20:* 7−23 %.
- **T-Lymphozyten:** 750−2000/µl (55−80 %).
  − *CD4-Zellen/Helferzellen:* 500−1200/ml (30−50 %).
  − *CD8-Zellen/Suppressorzellen:* 200−750/ml (20−35 %).
  − Ratio CD4/CD8 = 0,8 bis > 2.
  − *Natural Killer-Zellen (NK):* 30−320/ml (5−10 %).

MA 5 ml EDTA-Blut für Durchflusszytometrie.

DD
- ↑: Keuchhusten, Tuberkulose, Lues, Brucellose, Röteln, Mononukleose, Zytomegalie, Hepatitis A, Viruspneumonie, akute lymphatische Leukämie (Lymphoblasten), chronisch-lymphatische Leukämie, malignes Lymphom, M. Waldenström, systemischer Lupus erythematodes.
- ↓: Miliartuberkulose, Malignome, V.a. Lymphome, M. Hodgkin, systemischer Lupus erythematodes, Ak-Mangel-Syndrom, AIDS (v.a. CD4-Lymphozyten ↓), Therapie mit Zytostatika, Glukokortikoiden, ionisierenden Strahlen.

☞ Blutbild.

⊘ Wichtige Untersuchung zur Phänotypisierung und Klassifikation von Leukämien.

Magnesium im Serum

RB   2–3 mg/dl (0,8–1,2 mmol/l).

MA   2 ml Serum.

DD
- ↓: Parenterale Ernährung, Alkoholismus, Magensaftverlust, Diarrhö, Pankreatitis, Plasmozytom, Gravidität, Hyperparathyreoidismus, Hyperthyreose, Hyperaldosteronismus, Diabetes mellitus, Diuretika, Cisplatin-Therapie, idiopathisch.
- ↑: Oligurie, Niereninsuffizienz, Mg^{2+}-haltige Infusionen, orale Mg^{2+}-„Substitution", Laxanzien und Antazida.

Makro-CK im Serum

Synonym: Makro-Kreatinkinase.

RB   Normalerweise nicht nachweisbar.

MA   2 ml Serum.

ⓘ   Zur Abklärung von unklaren Erhöhungen der CK-MB und der Gesamt-CK (CK-MB-Anteil > 30 %) ☞ Kreatinkinase.

DD
- **Typ 1:** Komplexe aus Immunglobulinen (IgA + IgG) und CK-BB ohne Krankheitswert, meist Frauen > 70 Jahre.
- **Typ 2:** Oligomere aus Kreatinkinase-MiMi (CK-MiMi) bei z.B. Paraneoplasie, Leberzirrhose, Lyell-Syndrom.

Synonym: Met-Hämoglobin im Blut.

RB < 1 %.

MA 1 ml EDTA-Blut.

DD ↑: Raucher, hereditäre Methämoglobinämie (Met-Hb-Reduktase [= Diaphorase]-Mangel), toxische Methämoglobinämie: Analgetika, Chinin, Sulfonamide, Aniline und Nitrate.
Klinik: < 15 % asymptomatisch; 16–45 % zunehmende Zyanose; 45–70 % schwere Zyanose; > 70 % fakultativ letal.

β_2-Mikroglobulin

+++

RB • **Serum:**
  – *< 60 Jahre:* < 2,5 mg/l.
  – *> 60 Jahre:* < 3,0 mg/l.
• **Urin:** < 0,4 mg/dl.

MA 2 ml Serum.
50 ml Urin.

(!) **Serum:** Wichtig zur Verlaufsbeurteilung ist eine konstante Nierenfunktion, da β_2-Mikroglobulin bei Niereninsuffizienz retiniert wird = falsch hohe Werte.
Urin: Bei Serumwerten > 6 mg/dl Überlaufphänomen und Werte nicht mehr verwertbar.
pH mitbestimmen, da bei pH < 5,5 instabil, ggf. neutralisieren mit NaOH.

DD • **Serum** ↑: **Hodgkin-Lymphome, Non-Hodgkin-Lymphome,** multiples Myelom, **HIV-Infektion,** Autoimmunerkrankungen, Glomerulonephritis, unter Hämodialyse, Abstoßungsreaktion nach allogener Knochenmarktransplantation.
• **Urin** ↑: Renale tubuläre Schädigung v.a. durch Schwermetalle (Cadmium, Quecksilber etc.).

Myoglobin im Serum

+

RB
- **Frauen:** $< 65\ \mu g/l$.
- **Männer:** $< 75\ \mu g/l$.

MA 1 ml Serum.

DD ↑: Myokardinfarkt (meist schon 1,5–2 h nach dem Ereignis), Crush-Niere (z.B. nach Trauma), Skelettmuskelerkrankungen (auch Ischämie, z.B. Kompartmentsyndrom), Nierenversagen (akut), maligne Hyperthermie.

⚠ Eingeschränkter Nutzen: Ein fehlender Anstieg sichert zwar den Ausschluss eines Myokardinfarkts. Ein Anstieg erhärtet aber den Verdacht auf Myokardinfakt wegen der eingeschränkten Spezifität nicht. ☞ Troponin.

Natrium im Serum

+

RB 135–144 mval/l (135–144 mmol/l).

MA 2 ml Serum.

DD
- ↑: Diarrhö, Fieber, Schwitzen, mangelnde Wasserzufuhr, Polyurie, Diabetes insipidus centralis und renalis, zentrale Osmoregulationsstörung, Hyperaldosteronismus, Glukokortikoid- und Diuretikatherapie.
- ↓: Erbrechen, Diarrhö, renale Salzverluste, Verbrennungen, Trauma, osmotische Diurese (Diabetes mellitus), Hypoaldosteronismus, Syndrom der inadäquaten ADH-Sekretion (SIADH), Porphyrie, Diuretika, Antidiabetika, Zytostatika, Sedativa, trizyklische Antidepressiva.

Natrium im Urin

RB 3–6 g/24 h (100–260 mmol/24 h).
Beim Fasten Abfall bis nahe 0.

MA 50 ml ☞ 24-h-Urin.

DD
- ↑: Nierenversagen, Salzverlustniere, Fanconi-Syndrom, Hypoaldosteronismus, SIADH (hierbei Na$^+$ im Serum ↓), Glukokortikoidmangel, Alkalose, Ketoazidose, alimentär.
- ↓: Alimentär, Erbrechen, Diarrhö, Pankreatitis, nephrotisches Syndrom, verminderte glomeruläre Filtration, dekompensierte Herzinsuffizienz, Cushing-Syndrom, primärer Hyperaldosteronismus, Stress (auch postoperativ), hepatorenales Syndrom, Wasserintoxikation.

Nebennieren-Antikörper

M
N
O

RB Negativ.

MA 1 ml Serum.

DD ↑: M. Addison (bei Autoimmungenese in 70 % L).
M. Addison tritt häufig im Rahmen eines polyglandulären Autoimmunsyndroms auf mit Nebennierenrindeninsuffizienz, Hashimoto-Thyreoiditis, Diabetes mellitus Typ 1, Typ-A-Gastritis.

Neopterin im Serum, im Liquor, im Urin

RB
- **Serum/Urin:** < 2,5 ng/ml (< 10 nmol/l).
- **Liquor:** < 1 ng/ml (< 3 nmol/l).

MA 1 ml Serum.
1 ml Urin.
0,5 ml Liquor.

DD Direkter Marker der Makrophagenaktivität, indirekter Marker für T-Lymphozyten-Aktivität ☞ Lymphozyten.

↑: HIV und andere Infektionskrankheiten, hämatologische Neoplasien, Keimzelltumoren, gynäkologische Tumoren, Prostatakarzinom, Bronchialkarzinome, gastrointestinale Tumoren, Autoimmunerkrankungen, Abstoßungsreaktion.

Noradrenalin im Plasma, im Urin   +++

RB
- **Plasma:** 185–275 ng/l (1094–1625 pmol/l).
- **Urin:** Altersabhängig:
  - *Erwachsene:* 23–105 µg/24 h (136–620 nmol/l, Sammelurin).
  - *Kinder:*
    < 2 Jahre < 420 µg/g Kreatinin (< 280 nmol/mmol Kreatinin, Spontanurin)
    2–8 Jahre < 120 µg/g Kreatinin (< 60 nmol/mmol Kreatinin, Spontanurin)
    9–16 Jahre < 80 µg/g Kreatinin (< 53 nmol/mmol Kreatinin, Spontanurin).

MA 5 ml EDTA-Plasma Spezialröhrchen, Blutentnahme während der hypertensiven Krise am sinnvollsten.
10 ml Urin aus ☞ 24-h-Urin (Urin muss über 10 ml 10%iger Salzsäure gesammelt werden).

☉
- Für 8 d vor dem Sammeln: Keine Medikation mit Methyldopa, Kallikrein, Vit. B.
- Ab 12 h vor Blutentnahme kein Alkohol, Kaffee, Nikotin, Tee und keine Bananen.
- Im Plasma: Patient muss nach Legen eines venösen Zuganges 30 Min. liegen.

DD
- ↑: Phäochromozytom, Neuroblastom, Ganglioneurom.
- Kann gering erhöht sein bei Karzinoid, Hypertonie, Cushing-Syndrom und vegetativer Belastung, ggf. Untersuchung wiederholen.
- ☞ Dopamin, Adrenalin, 5-HIES i.U.

---

nRNP-Antikörper

Synonym: U1 RNP-Ak.

RB ≤ 1.

MA 1 ml Serum.

DD ↑: Systemischer Lupus erythematodes (32 %), Sharp-Syndrom (90 %) ☞ Antikörper.

NT-ProBNT / BNP

RB
- **NT-ProBNP:**
  - *Frauen bis 49 Jahre:* < 155 ng / l.
  - *Frauen 50–65 Jahre:* < 222 ng / l.
  - *Männer bis 49 Jahre:* < 84 ng / l.
  - *Männer 50–65 Jahre:* < 194 ng / l.
- **BNP:** Vom Hersteller abhängig.

MA 1 ml Serum.

DD
- ↑: Bei Herzinsuffizienz, aber auch bei Nieren- und Leberinsuffizienz.
- Nutzen zur Risikostratifizierung nach Herzinfarkt, bei linksventrikulärer Hypertrophie und zur Steuerung einer Therapie mit ACE-Inhibitoren wird diskutiert.

☉ NT-ProBNP hat mit 70 Min. eine längere Halbwertszeit als BNP (5 Min.).

RB
- **Serum:** 280–296 mosmol/kg.
- **Urin:** 50–1400 mosmol/kg.

MA   1 ml Serum; 10 ml Urin.

⊙   Faustregel zur Abschätzung der Serumosmolalität:

Osmolalität = 2 × Na$^+$ + Glukose + Harnstoff
(Konzentration in mmol/l)
Regel gilt nicht, wenn andere osmotisch wirksame Substanzen stark erhöht sind, z.B. beim hyperosmolaren Koma!

DD
- **Serum:**
  - *Osmolalität ↓ und Na$^+$-Konzentration ↓:* Erkrankungen mit Hypervolämie und Hyponatriämie, z.B. Herzinsuffizienz, Leberzirrhose, primäre Polydipsie.
  - *Osmolalität normal und Na$^+$-Konzentration ↓:* Pseudohyponatriämie (z.B. Hyperlipoprotein-, Makroglobulinämie).
  - *Osmolalität ↑ und Na$^+$-Konzentration ↑:* Niereninsuffizienz, Diabetes insipidus centralis und renalis, Fieber, → Hypernatriämie.
  - *Osmolalität ↑ und Na$^+$-Konzentration ↓:* „Watershift-Hyponatriämie", größere Mengen osmotisch aktiver Substanzen im Plasma (z.B. Alkohol, retentionspflichtige Substanzen, Glukose).
- **Urin:**
  - ↓: Diabetes insipidus centralis und renalis, osmotische Diurese, z.B. Glukose.
  - ↑: Diarrhö, Fieber, Volumenmangel.

M
N
O

⊙   Besonderheiten   **DD**   Differenzialdiagnose   **125**

RB   3–13 µg/l.

MA   1 ml Serum. Blutentnahme nüchtern zwischen 8:00 und 9:00 Uhr, rasch weiterverarbeiten oder gefrieren, da instabil.

DD
- ↑: Erhöhte Osteoblastenaktivität: Hyperparathyreoidismus (primär und sekundär), Knochenfiliae, Osteomalazie (kann auch bei Osteoporose erhöht sein), M. Paget, Karzinome mit Knochenmetastasen.
- ↓: Hypoparathyreoidismus, Gravidität, Steroidmedikation.

M
N
O

Synonym: PTH, intaktes i.S.

RB   Intaktes PTH: 15–65 ng/l (1,5–6,5 pmol/l).

MA   Intaktes PTH: 1 ml Serum, Probe rasch verarbeiten
und Serum einfrieren, Blutentnahme morgens (zirkadiane Spiegel!).
Optional gleichzeitige Bestimmung der längerlebi-
gen Fragmente N-terminal und mittelregionales Parathormon, um Sensitivität und Spezifität zu erhöhen → meist Rücksprache mit Labor notwendig.

☉   Zur DD sind folgende Parameter zusätzlich zu bestimmen: Phosphat i.S., Kalzium i.S., ggf. Vit. D i.S.
und Kreatinin i.S., ggf. i.U.

DD
- **Parathormon/Fragmente** ↑↑ **Phosphat i.S.** ↑,
  Ca^2+ i.S. ↓: Sekundärer Hyperparathyreoidismus
  bei Niereninsuffizienz.
- **Parathormon/Fragmente** ↑, **Phosphat i.S.** ↓,
  Ca^2+ i.S. ↑: Primärer Hyperparathyreoidismus.
- **Parathormon/Fragmente** ↑, **Phosphat i.S.** (↓),
  Ca^2+ i.S. ↓: Sekundärer Hyperparathyreoidismus
  bei Malabsorptionssyndrom.
- **Parathormon/Fragmente** ↑, **Phosphat i.S.** ↑,
  Ca^2+ i.S. ↓: Pseudohypoparathyreoidismus.
- **Parathormon/Fragmente** ↓: Hypoparathyreoidis-
  mus, Tumorhyperkalzämien.

Parietalzell-Antikörper

Synonym: APCA.

RB Negativ.

MA 1 ml Serum.

DD ↑: Typ-A-Gastritis mit und ohne perniziöse Anämie (☞ Intrinsic-Faktor-Ak), autoimmune Endokrinopathien, Vitiligo.

⚠ Typ-A-Gastritis: Histologische Sicherung obligat!

Phosphat im Serum

+

RB 2,6–4,5 mg/dl (0,84–1,45 mmol/l).

MA 1 ml Serum.
Patient muss nüchtern sein.
Erniedrigte Werte unter Diuretikatherapie möglich, ggf. Therapiepause.

⚠ Immer im Zusammenhang zu Kalzium i.S. und alkalischer Phosphatase beurteilen, da falsch hohe Werte bei Hämolyse, monoklonaler Gammopathie und Fettstoffwechselstörung möglich sind.

DD
- ↓: Primärer Hyperparathyreoidismus, Sepsis, Alkoholismus, Vit.-D-Mangel, Malabsorption, Erbrechen, Diarrhö, renal-tubuläre Defekte, Azidose, respiratorische Alkalose, Anorexia nervosa, bei Therapie des Coma diabeticum.
- ↑: Niereninsuffizienz, wenn glomeruläre Filtrationsrate < 25 ml/Min., Hypoparathyreoidismus, sekundärer Hyperparathyreoidismus bei Dialyse-Patienten, katabole Zustände, Tumorlyse-Syndrom, Crush-Syndrom, phosphathaltige Laxanzien und Infusionen, Vit.-D-Zufuhr.

P
Q
R

Phosphat im Urin

+

RB 300–1000 mg/24 h (95–320 mmol/24 h).

MA 10 ml 24-h-Urin.

☺ Gleichzeitig Kalzium i.S. und Kreatinin i.S. bestimmen.

DD • ↓: Niereninsuffizienz, Hypoparathyreoidismus, Vit.-D-Mangel, Hypothyreose, Akromegalie.
• ↑: Primärer Hyperparathyreoidismus, renal-tubuläre Azidose, Knochentumoren und Metastasen.

Phospholipid-Antikörper

+++

RB • **IgM:** ≤ 5 U/ml.
• **IgG:** ≤ 11 U/ml.

MA 2 ml Serum.

☺ Falsch-positiver VDRL-Test bei Vorliegen von Phospholipid-Ak (☞ Lues-Serologie).

DD ↑: Lupus erythematodes und andere Autoimmunerkrankungen, medikamenteninduzierter Lupus, maligne Erkrankungen, Sneddon-Syndrom (Vaskulitis mit Livedo racemosa, assoziiert mit zerebralen Insulten), parainfektiös.
Lupusantikoagulans ist assoziiert mit rezidivierenden arteriellen und venösen Thrombosen, tiefen Beinvenenthrombosen, anderen Phlebothrombosen ungewöhnlicher Lokalisation, Hirninfarkten, habituellen Aborten.
Weitere Differenzierung möglich, z.B. ☞ Lupusantikoagulans, empfehlenswert bei entsprechender Symptomatik.

P
Q
R

RB
- **Transsudat:** Spezifisches Gewicht < 1 016, Eiweiß < 3,0 g/dl, Erythrozyten < 10 000/µl, Glukose = Serum-Glukosespiegel, Laktat 5–45 mg/dl, Leukozyten < 1 000/µl, LDH < 200 U/l, pH > 7,2.
- **Exsudat:** Spezifisches Gewicht > 1 016, Eiweiß > 3,0 g/dl, Erythrozyten > 100 000/µl (Tumor, Trauma), Glukose < 60 mg/dl (bei Tuberkulose) und < 30 mg/dl (bei rheumatoider Arthritis, Empyem, Malignom), Laktat 45–210 mg/dl, Leukozyten > 1000/µl, LDH > 200 U/l, pH < 7,2, Cholesterin > 50 mg/dl, Amylase > 500 U/ml.

MA 10 ml Pleurapunktat.

DD
- **Transsudat:**
  Kardiale Ursachen (Herzinsuffizienz, Perikarderguss), Hypoproteinämie (Leberzirrhose, nephrotisches Syndrom), Hypothyreose.
- **Exsudat:**
  - *Neutrophilie:* Infektiös (z.B. Pneumonie, Empyem), Pleuritis exsudativa, sympathische Pleuritis (z.B. Pankreatitis), Lungeninfarkt.
  - *Eosinophilie:* Parasiten (z.B. Echinokokken), Churg-Strauss-Syndrom, Lymphom.
  - *Lymphozytose:* Tuberkulose, Asbestose, Lymphom.
  - *Blutig:* Trauma, maligne Tumoren (v.a. Bronchial-, Mammakarzinom, Pleuramesotheliom), Lungenembolie.
  - *Lipase* ↑: Pankreaserkrankung.
  - *LDH* ↑: Malignom.
  - *Cholesterin* ↑: Malignom und Chylothorax.

PM-Scl-Antikörper

Synonym: PM1-Ak.

RB Negativ.

MA 1 ml Serum.

DD ↑: Sharp-Syndrom (90 %), Polymyositis/Dermato-myositis (10–15 %), Sklerodermie (3 %).

Porphyrine im Urin

RB
- **Gesamtporphyrine:** < 150 µg/l (< 200 nmol/l) oder < 200 µg/24 h (< 240 nmol/24 h).
- **δ-Aminolävulinsäure:** < 6,5 mg/24 h (< 50 µmol/24 h).
- **Porphobilinogen:** 0–2,0 mg/24 h (0–8,8 µmol/24 h).
- **Uroporphyrine:** < 20 µg/24 h (< 24 nmol/24 h).
- **Koproporphyrine:** 100–300 µg/24 h (150–460 nmol/24 h).

MA 20 ml 24-h-Urin.
Urin muss in dunkler Flasche gesammelt und kühl gestellt werden. Kühl versenden.

DD ☞ Tab. 2.8.
☞ δ-Aminolävulinsäure.

P
Q
R

Tab. 2.8   Befundkonstellation Urinporphyrine

Urinausscheidung						
	Stadium	**DALS**	**PBG**	**Ges-P**	**Uro-P**	**Kopro-P**
Akute in-termittie-rende Porphyrie	Akut	↑↑	↑↑	↑↑	↑↑	↑↑
	Latent	n – ↑	n – ↑	n – ↑	n – ↑	n – ↑
Porphyria variegata	Akut	↑(↑)	↑(↑)	↑↑	↑(↑)	↑(↑)
	Latent	n	n	n	n	n – ↑
Hereditäre Kopropor-phyrie	Akut	↑(↑)	↑(↑)	↑↑	↑	↑↑
	Latent	n – ↑	n – ↑	↑↑	n – ↑	↑↑
Chronisch-hepati-sche Por-phyrien		n – ↑	n	↑↑	↑(↑)	↑
Sekun-däre Kop-roporphy-rinurie		n – ↑	n	↑(↑)	n – ↑	↑(↑)
Bleivergif-tung	Akut	↑↑	n – ↑	↑↑	n – ↑	↑↑
	Chronisch	↑	n	↑	n – ↑	↑
Kongeni-tale ery-thropoeti-sche Porphyrie		n	n	↑↑	↑↑	↑↑
Erythrohe-patische Protopor-phyrie		n	n	n – ↑	n – ↑	n – ↑

n = normal, ↑ = vermehrt, ↑↑ = stark vermehrt, DALS = δ-Aminolävulin-säure, PBG = Porphobilinogen, Ges-P = Gesamtporphyrine, Uro-P = Uro-porphyrin, Kopro-P = Koproporphyrin

P
Q
R

RB $< 0,5\ \mu g/l.$

MA Heparinplasma, Zitratplasma, Serum.

⊙ Anstieg des Prokalzitonins kann bei einigen Pneumonien fehlen. Bei Raumtemperatur ist das Molekül nur wenige Stunden stabil.

DD
- ↑: Bei schweren bakteriellen oder pilzbedingten Infektionen, Sepsis.
- Nicht oder nur sehr wenig erhöht bei viralen Infektionen, Tumorfieber, Autoimmunerkrankungen.
- Unter Zuhilfenahme des Prokalzitoninwerts kann besser als durch ☞ C-reaktives Protein zwischen bakterieller oder pilzbedingter Infektion und Entzündungsreaktion (SIRS) nichtinfektiöser Ursache, z.B. im Rahmen einer Pankreatitis, unterschieden werden.
- Bei Lokalinfektionen steigt Prokalzitonin nicht an.
- Die Prokalzitoninkonzentration i.S. korreliert mit der Schwere einer Infektion und kann als Verlaufsparameter herangezogen werden.

P
Q
R

Prolaktin im Serum

RB
- **Männer:** 0,62–12,5 ng/ml (20–400 µU/ml)
- **Frauen:** 0,62–15,6 ng/ml (20–500 µU/ml).
  - *Postmenopausal:* < 9,7 ng/ml (< 310 µU/ml).
  - Während der Gravidität: < 200 ng/ml (< 6500 µU/ml).

MA 1 ml Serum.

☹ Blutabnahme morgens bei nicht gestressten Patientinnen, vorher keine Brustpalpation durchführen.

DD
- ↑ (**> 500 mlU/l**): Mikroadenom der Hypophyse, Amenorrhö und andere Zyklusstörungen, paraneoplastisch, hypernephroides oder Bronchialkarzinom, Einnahme von Neuroleptika, Antiemetika, in der Stillzeit, Hypothyreose, direkt nach generalisiertem Krampfanfall.
- ↑↑ (**> 5000 mlU/l**): Makroadenom der Hypophyse.
- ↓: Menopause, generalisierte Hypophyseninsuffizienz.

Weitergehende Diagnostik ☞ Metoclopramid-Test.

P
Q
R

Protein C im Plasma

RB
- **Funktionelle Aktivität:** 0–140 %.
- **Immunologisch**: 0,6–1,3 E/ml.

MA 5 ml Zitratblut.

DD ↓: Erhöhte Thromboembolieneigung bei familiärem Protein-C-Mangel. Kumarintherapie, Vit.-K-Mangel, disseminierte intravasale Verbrauchskoagulopathie, Leberfunktionsstörungen.

RB
- **Funktionelle Aktivität des freien Protein S:** 60–145 %.
- **Immunologisch:**
  – *Freies Protein S:* 0,23–0,49 E/ml.
  – *Protein-S-Antigen:* 0,67–1,25 E/ml.
  – *C4-bindendes Protein:* 0,65–1,40 E/ml.

MA 5 ml Zitratblut.

⊘ Da das Protein S normalerweise überwiegend an C4-bindendes Protein gebunden ist und dadurch inaktiv ist, sollte das freie Protein bestimmt werden.

DD ↓: Erhöhte Thromboembolieneigung bei familiärem Protein-S-Mangel. Kumarintherapie, Vit.-K-Mangel, Verbrauchskoagulopathie, Leberfunktionsstörungen.

PTT

+

Synonyma: Partielle Thromboplastinzeit, aktivierte partielle Thromboplastinzeit (APTT).

RB 25–45 Sek. (vom Hersteller abhängig).

MA 5 ml Zitratblut.
Schnelles Aufziehen und lange Stauung vermeiden.

DD ↑: Antiphospholipidsyndrom ☞ Lupusantikoagulans, ☞ Kardiolipin-Ak, Hämophilie A und B, Hyperfibrinolyse, schwere Lebererkrankung, Verbrauchskoagulopathie, angeborene Faktorenmangel-Syndrome, Monitoring der Heparintherapie, Therapie mit Vit.-K-Antagonisten (z.B. Marcumar®), hierbei Monitoring üblicherweise jedoch über ☞ Quick-Wert.

Synonym: Thromboplastinzeit (TPZ).

RB > 70 %.

MA 5 ml Zitratblut.

⚠ Zahlreiche Medikamente können den Quick-Wert erhöhen (u. a. Penicilline, Barbiturate) bzw. erniedrigen (u. a. Paracetamol, Salizylate).

DD ↓: Lebererkrankungen, Verbrauchskoagulopathie, Vit.-K-Mangel, angeborener Faktorenmangel von Faktor II, V, VII, X, Hemmkörper gegen Gerinnungsfaktor II, V, VII. Therapie mit Vit.-K-Antagonisten (therapeutischer Bereich ca. 15–35 % → INR = international normalized ratio [testunabhängige Vergleichswerte, ☞ Tab. 2.9] 2,0–4,5).

Tab. 2.9   Vergleich INR – Quick-Wert (Beispiele)

INR[1]	Quick-Wert
1,5–2,5	50–30 %
2,0–3,0	35–25 %
3,0–4,5	25–15 %

1 INR nur für Marcumar®-Therapie

Reninaktivität im Plasma

+++

RB
- **Aufrecht:** < 5,6 ng/ml/h.
- **Liegend:** 0,20–2,70 ng/ml/h.

MA
1 ml EDTA-Plasma, gefroren.
Östrogene 2 Mon., Diuretika 3 Wo., Antihypertonika
1 Wo., Clonidin/Methyl-Dopa 2 d vorher absetzen.

DD
- ↑: Sekundärer Hyperaldosteronismus, renovaskuläre Hypertonie, reninsezernierende Tumoren (Nierenzell- und Bronchialkarzinom), Schwartz-Bartter-Syndrom, Medikamente (z.B. Diuretika, Laxanzien, orale Kontrazeptiva).
- ↓: Primärer Hyperaldosteronismus (Conn-Syndrom), bei Steroidgabe, Enzymdefekte (21-OH-Mangel).

Retikulozyten im Blut

+

RB
0,5–2 %.

MA
5 ml EDTA-Blut.

DD
- ↑: Nach Hypoxie, Blutverlust, bei hämolytischer Anämie (z.B. bei Zieve-Syndrom), Leberzirrhose (Myelosuppression).
- ↓: Aplastische Anämie, megaloblastische Anämie, Thalassämie, sideroblastische Anämie, Knochenmarkinfiltration, Erythrozytenbildungsstörungen, z.B. nach Zytostatika- und Strahlentherapie, Leberzirrhose, jede Mangelanämie.

⊘ „Retikulozytenkrise" 4–10 d nach medikamentöser Therapie von Eisen-, Vit.-B_{12}- und Folsäuremangel-Anämien.
☞ Blutbild.

P
Q
R

⊘ Besonderheiten   **DD** Differenzialdiagnose   **137**

Rheumafaktor

RB ≤ 100 IU/ml.

MA 2 ml Serum.
1 ml Gelenkpunktat.

⊕ Ak vom Typ IgM gegen humanes IgG. Auch IgG- und IgA-Ak kommen vor.

DD ↑: Rheumatoide Arthritis (im Gelenkpunktat sehr spezifisch; in 65–90 %), Kollagenosen, schwere Infekte, verschiedene chronische Erkrankungen, bei Gesunden im höheren Lebensalter (insbes. Frauen bis 20 %).

Saure Phosphatase im Serum   +++

RB   • **Männer:** < 4,8 U/l.
         • **Frauen:** < 3,7 U/l.

MA   1 ml Serum.
         Zirkadiane Werte, morgendliche Blutentnahme, so-
         fort weiter verarbeiten.

☺   Erhöhung bis 48 h nach rektaler Prostatapalpation.

DD   ↑: Prostatakarzinom, Prostatahypertrophie, Prosta-
         tainfarkt; Thrombozytose, disseminierte intravasale
         Gerinnung, Hämolyse, Osteogenesis imperfecta, M.
         Paget, M. Gaucher, hämatologische Erkrankungen.
         Weniger sensitiv als AP bei Knochenmetastasen. Bei
         Erhöhung ☞ PAP, ☞ PSA und ☞ AP bestimmen.

SCL-70-Antikörper   +++ €

RB   Negativ.

MA   1 ml Serum.

DD   ↑: Progressive systemische Sklerose (70 %), CREST-
         Syndrom (20 %).
         Da bei den Varianten der Sklerodermie meistens ent-
         weder Ak gegen SCL 70 oder gegen Zentromere auf-
         treten, sollten beide bestimmt werden. Die Ak sind
         jeweils mit unterschiedlichen Verlaufsformen asso-
         ziiert, ☞ Antikörpertabelle (Tab. 2.11).

S
T
U

Serotonin im Serum   +++

RB   118–193 μg/l.

MA   1 ml Serum, gekühlt.

DD   ↑: Karzinoid.
Basisuntersuchung bei V.a. Karzinoid. Vorab sollte die Bestimmung der ☞ 5-Hydroxyindolessigsäure-Konzentration erfolgen, da die Serotoninbestimmung i.S. nur sinnvoll ist bei klinisch begründetem Verdacht und gleichzeitig normaler/grenzwertiger Konzentration der 5-Hydroxyindolessigsäure.

Serotonin im Urin   +++

RB   < 1 μmol/24 h.

MA   10 ml ☞ 24-h-Urin, 10 ml Salzsäure vorlegen.

⊘   Bis zu 48 h vorher Walnüsse, Pflaumen, Tomaten, Bananen, Salizylate und Paracetamol meiden.

DD   Basisuntersuchung bei V.a Karzinoid.
Vorab sollte die Bestimmung der ☞ 5-Hydroxyindolessigsäure-Konzentration erfolgen, da die Serotoninbestimmung i.U. nur sinnvoll ist bei klinischem Verdacht und gleichzeitig normaler/grenzwertiger Konzentration der 5-Hydroxyindolessigsäure.
↑: Karzinoid, Verlaufskontrolle.
☞ 5-HIES.

S
T
U

Synonym: Soluble liver antigen.

RB   Negativ.

MA   2 ml Serum.

DD   ↑: Autoimmunhepatitis Typ 3.
☞ LKM-Ak, ☞ Tab. 2.10.

Tab. 2.10   Antikörper bei Autoimmunerkrankungen von Leber und Gallenwegen

	ANA	p-ANCA	Anti-HCV	AMA	LKM1	SLA/LP	SMA
AIH Typ 1A	↑	→ oder ↑	↔	↔	↔	↔	↑ oder ↔
AIH Typ 1B	↑	↔	↔	↔	↔	↔	↔
AIH Typ 2A	↔	↔	↔	↔	↑	↔	↔
AIH Typ 2B	↔	↔	↑	↔	↑	↔	↔
AIH Typ 3	↔	↔	↔	↔	↔	↑	↔
PBC	↔	↔	↔	↑	↔	↔	↔
PSC	↔	↑	↔	↔	↔	↔	↔

AIH = Autoimmunhepatitis; PBC = Primär biliäre Zirrhose; PSC = Primär sklerosierende Cholangitis;
AMA = Antimitochondriale Antikörper
ANA = Antinukleäre Akr
pANCA = Antineutrophile zytoplasmatische Akr mit perinukleärem Fluoreszenzmuster + ANCA
Anti-HCV = Akr gegen Hepatitis-C-Virus
LKM1 = Leber-Nieren-Akr
LP = Pankreas-Leber-Agn
SLA = Akr gegen lösliches Leberantigen
SMA = Akr gegen glatte Muskulatur

S
T
U

SMA

Synonym: Smooth muscle antibodies.

RB ≤ 1 : 80.

MA 2 ml Serum.

DD ↑: Autoimmunhepatitis (in 50 %) (Typ 1 und Typ 3), primär biliäre Zirrhose.
Ak-Tabelle ☞ Tab. 2.10.

SS-A-Antikörper

+++ €

Synonym: Ro-Antikörper.

RB ≤ 1.

MA 1 ml Serum.

DD ↑: Sjögren-Syndrom (65 %), systemischer Lupus erythematodes (35 %), Sklerodermie (25 %), Sharp-Syndrom (MCTD) (60 %).
Der Ak ist diaplazentar übertragbar und mit kongenitalen schweren Erregungsausbreitungsstörungen des Herzens assoziiert.

SS-B-Antikörper

+ €

Synonym: La-Antikörper.

RB ≤ 1.

MA 1 ml Serum.

DD ↑: Sjögren-Syndrom (65 %), systemischer Lupus erythematodes (15 %).

SsDNS-Antikörper

Synonym: Ak gegen Einzelstrang-DNS.

RB ≤ 10 U/ml.

MA 1 ml Serum.

DD ↑: Rheumatoide Arthritis (40 %), systemischer Lupus erythematodes, (70 %), juvenile Polyarthritis, medikamentös induzierter Lupus erythematodes.

TAK

+++

Synonym: Thyreoglobulin-Ak.

RB ≤ 100 U/l, Graubereich ≤ 200 U/l.

MA 2 ml Serum.

DD
- ↑: Hashimoto-Thyreoiditis (30–40 %), atrophische Autoimmunthyreoiditis (20–30 %), M. Basedow (10–20 %), Schilddrüsenkarzinom (30 %).
- In niedriger Konzentration: Nichtautoimmunthyreoitiden, Gesunde (≤ 15 %).
- Assoziiert mit polyglandulärem Autoimmunsyndrom.

S
T
U

Testosteron im Serum

+++

RB
- **Gesamttestosteron:**
  - *Frauen:* 0,2–0,9 ng/ml.
  - *Männer:* 2,6–10,6 ng/ml.
- **Freies Testosteron:**
  - *Frauen:* 8,9–46,5 pg/ml.
  - *Männer:* 0,7–3,6 pg/ml.

MA 1 ml Serum, optimale Entnahme ca. 8:00 Uhr.

Ⓘ Meist reicht die Bestimmung des Gesamttestosterons aus.
Bestimmung des freien Testosterons nur bei V.a. auf verschobenes Verhältnis Gesamt-/freies Testosteron, sinnvoll bei Hyperthyreose oder Medikation mit Antiepileptika.

DD
- ↑:
  - *Frauen:* Adrenogenitales Syndrom oder Tumoren, die Androgene produzieren (Ovar), polyzystisches Ovar, Hirsutismus.
  - *Männer:* Adrenogenitales Syndrom oder Tumoren, die Androgene produzieren (Leydig-Zellen des Hodens, Nebennierenrinde), Überwachung einer Substitutionstherapie.
- ↓: Kastration, Hypogonadismus, exogene Zufuhr anaboler Steroidderivate.

S
T
U

Thrombinzeit

+

Synonym: TZ.

RB 17–21 Sek. (vom Hersteller abhängig).

MA 5 ml Zitratblut.

DD ↑: Überwachung bei Fibrinolyse- und Heparintherapie, Verbrauchskoagulopathie, Dysfibrinogenämien.
☞ D-Dimere.

Thrombozyten-Antikörper

+++

RB   Negativ.

MA   10 ml Heparinblut.

ⓘ   Differenzierung in zirkulierende, thrombozytengebundene IgM-Ak und thrombozytengebundene IgG-Ak.
Sinnvoll in der Differenzialdiagnose von Thrombopenien.

DD   ↑: Immunthrombozytopenie (sowohl akut als auch chronisch), maligne Lymphome (M. Hodgkin und Non-Hodgkin-Lymphome), medikamenteninduzierte Thrombopenie (Heparin, Co-trimoxazol als häufig eingesetzte Medikamente, Aufzählung nicht vollständig).

S
T
U

Thrombozyten im Blut

RB   140 000–400 000/µl.

MA   1 ml EDTA-Blut.

⚠   Um eine Pseudothrombozytopenie auszuschließen, bei Thrombopenie immer initial einmalig Thrombozyten aus Zitratblut (idealerweise direkt ins Labor gebracht) bestimmen.

DD   • ↓:
  – *Verbrauch:* Blutung, Infektion, Sepsis (Verbrauchskoagulopathie), medikamentös-toxisch heparininduzierte Thrombopenie (Typ I und II), Hypersplenie-Syndrom, Autoantikörperbildung hämolytisch-urämisches Syndrom.
  – *Verminderte Bildung:* Nach Zytostase/Radiatio, Aplasie oder Infiltration des Knochenmarks, medikamentös-toxisch, Vit.-B_{12}-/Folsäure-/Eisenmangel.
  – *Selten:* Fanconi-Syndrom, Wiskott-Aldrich-Syndrom.
  • ↑: Reaktion nach Blutverlust, bei Entzündung, Polyzythämie, Leukämie, nach Splenektomie, Infektionen (Tuberkulose).
  ☞ Blutbild.

TPO-Antikörper

Synonyma: Thyreoidale Peroxidase-Ak, mikrosomale Ak (MAK).

RB ≤ 100 U/l, Graubereich ≤ 130 U/l.

MA 2 ml Serum.

DD
- ↑: Hashimoto-Thyreoiditis (60–90 %), atrophische Autoimmunthyreoiditis (40–70 %), M. Basedow (60–70 %).
- Assoziiert mit polyglandulärem Autoimmunsyndrom.

TRAK

Synonym: TSH-Rezeptor-Antikörper.

RB ≤ 9 U/l, Graubereich 9–14 U/l.

MA 2 ml Serum.

☉ Mit der Bestimmung kann nicht zwischen TSH-Rezeptor-stimulierenden und blockierenden Ak differenziert werden.

DD
- ↑: Hyperthyreose vom Basedow-Typ: Aktiv 80–100 %, in Remission 10–30 %, bei M. Basedow eventuell Bestimmung als Verlaufsparameter, Hashimoto-Thyreoiditis (≤ 10 %), atrophische Autoimmunthyreoiditis (15 %).
- Assoziiert mit polyglandulärem Autoimmunsyndrom.

S
T
U

Transferrin im Serum

RB 200−400 mg/dl.

MA 1 ml Serum.

DD
- ↑: Eisenmangelanämie, Gravidität, Hormontherapie (Östrogene/Gestagene).
- ↓: Chronischer/akuter Eiweißmangel (z.B. Leberzirrhose), Entzündungen, Hämochromatose, Hämosiderose, Tumorleiden.
- ☞ Ferritin i.S.
- ☞ Eisen i.S.

Triglyzeride im Serum

RB 200 mg/dl (< 2,3 mmol/l).

MA 1 ml Serum, Blutprobe nach 12 h Nahrungskarenz abnehmen.

DD
- ↑: Meist sekundär bei Diabetes mellitus, Adipositas, Lebererkrankung, Gravidität, Kortisol-, Östrogentherapie, bei Medikation mit Steroiden, manchen β-Blockern, Thiaziden und chronischem Alkoholkonsum.
- ↓: Schwere Anämien, konsumierende Erkrankung, Marasmus, Hunger, Hyperthyreose, Verbrennung, exsudative Enteropathie; Abetalipoproteinämie.

⚠ Ausgeprägte Lipämie verursacht zahlreiche Laborfehler (Volumenfehler, Photometrie, Turbidimetrie)
☞ Lipidelektrophorese.

Synonyma: TnT und TnI.

RB
- **TnT:** < 0,2 µg/l.
- **TnI:** < 0,1 µg/l.

MA 1 ml Serum.

DD ↑: Myokardinfarkt (50 % positiv nach 4 h, 100 % nach 6–8 h, bis 3 Wo. ↑), Beurteilung der Reperfusion nach Lyse oder Akut-PTCA und indirekt der Infarktgröße. Myokardschäden nach Trauma (z. B. Kontusion) und postoperativ. Prognostischer Marker bei instabiler Angina pectoris.

☺ Der Anstieg von Troponin ist bei Mikroinfarkten wesentlich sensitiver als CK-MB. Verlauf → Risikoabschätzung und Therapieentscheidung möglich. Bei eindeutigem Infarkt kann auf die Bestimmung von Troponin verzichtet werden.
Falsch-positiv (0,2–3 %) durch analytische Interferenzen (Fibringerinsel, Mikropartikel). Erhöhtes TnT bei Hämodialysepatienten ist mit einer 2- bis 5-fach höheren Mortalität assoziiert und nicht als falsch-positiv anzusehen.

S
T
U

TSH basal im Serum

Synonym: Thyreoidea-stimulierendes Hormon.

RB 0,3–3,5 mU/l.

MA 1 ml Serum.

DD
- ↑: Hypothyreose (primär), Jodmangelstruma.
- ↓: Hyperthyreose, Suppressionstherapie z.B. nach Struma-Operation, Hypothyreose (sekundär).
- Orientierende Untersuchung und Screening zur Schilddrüsenfunktion, bei Abweichungen weitergehende Diagnostik sinnvoll ☞ fT_3, fT_4.
- Bei grenzwertigen Befunden und zur Abklärung hypothalamischer/hypophysärer Hypothyreose Stimulation mit ☞ TRH.

Tyrosin-Phosphatase-Antikörper   +++   €

Synonym: IA2-Ak.

RB < 1 500 IU/ml.

MA 1 ml Serum.

DD ↑: Bei 70 % der Typ-1-Diabetiker bei Erstmanifestation, bei Erwachsenen weniger häufig als bei Kindern. Erhöhte IA2-Ak haben einen hohen Vorhersagewert bezüglich des Auftretens eines Diabetes mellitus.

Gleichzeitige Untersuchung auf ☞ Inselzell-Autoantikörper (ICA), ☞ Anti-Glutamat-Dekarboxylase-Ak (GADA) und ☞ Insulin-Autoantikörper erhöht die diagnostische Sicherheit bezüglich der Prädiktion des Auftretens eines Diabetes mellitus.

Urinsediment

+

RB Pro Gesichtsfeld: Leukozyten ≤ 5, Erythrozyten ≤ 3, vereinzelt hyaline Zylinder und Epithelien.

MA 10 ml Spontanurin.

DD
- **Erythrozyten- und Hämoglobinzylinder** mit isomorphen Erythrozyten sind tubulärer Genese, dysmorphe Erythrozyten glomerulärer Genese.
- **Leukozytenzylinder** bei interstitieller Nephritis, hyaline Zylinder in großer Menge bei Proteinurie (z. B. beim nephrotischen Syndrom).
- **Epithelien** und **vereinzelte Kristalle** sind unspezifisch und ohne Bedeutung.

☞ Erythrozyten i.U.

Urobilin

+

Synonym: Urobilinogen i.U.

RB Negativ.

MA 5 ml Urin.

DD ↑: Ikterus (hämolytisch), Leberparenchymschäden.

☞ Bilirubin i.U., dort DD des Ikterus.

S
T
U

Vanillinmandelsäure (VMS) im Urin

+++

RB   3,3–6,5 mg/24 h.

MA   20 ml ☞ 24-h-Urin, über 10 ml Eisessig gesammelt (Labor nachfragen!).
Für 8 d vor dem Sammeln: Keine Medikation mit Methyldopa, Kallikrein, Vit. B.
12 h vor Blutentnahme kein Alkohol, Kaffee, Nikotin, Tee und Bananen.
Zur DD auch ☞ Noradrenalin i.U. bestimmen.

DD
- ↑↑: Phäochromozytom, Tumoren des Sympathikusstranges.
- ↑: Polyneuritis, Herzinfarkt, Herzinsuffizienz, Hypertonie, Schock, Sepsis, Asthma, Hyperthyreose, Urämie, Karzinome, Karzinoid-Syndrom, Porphyrie, Nikotinabusus, Stress.
- ↓: Familiäre Dysautonomie, schwerer Schock.
- ☞ Adrenalin.
- ☞ Dopamin.
- ☞ Homovanillinmandeläure.
- ☞ Noradrenalin.

VIP im Plasma

+++ €

Synonym: Vasoaktives intestinales Polypeptid.

RB   < 20 pmol/l.

MA   2 ml EDTA-Plasma, sofort weiter verarbeiten und einfrieren.

DD   ↑: Verner-Morrison-Syndrom, geeignet zur Verlaufskontrolle von neuroendokrinen Tumoren mit VIP-produzierenden Zellen.

Vitamin A im Serum

+++ €

Synonym: Retinol.

RB 20–100 µg/dl (0,7–3,4 µmol/l).

MA 1 ml Serum, instabil im Licht.

DD
- ↑: Überdosierung, chronische Niereninsuffizienz.
- ↓: Mangelernährung, Malabsorption bei chronischer Diarrhö (z. B. Pankreasinsuffizienz), Lebererkrankung.

Vitamin B$_1$ im Serum

+++ €

Synonym: Thiamin.

RB 15–60 µg/l.

MA 2 ml EDTA-Blut.

DD
- ↑: Hämatologische Erkrankungen, z.B. Leukämien.
- ↓: Malabsorption bei Diarrhö, Malnutrition, Alkoholabusus, chronische Infekte.

Vitamin B$_6$ im Serum

+++ €

Synonym: Pyridoxin.

RB 5–30 µg/l, bei Kindern > alte Menschen.

MA 2 ml EDTA-Blut. Rasch verarbeiten oder einfrieren, lichtempfindlich.

DD ↓: Malnutrition (Alkoholkonsum), Mangel in der Schwangerschaft.

V
W
Z

Vitamin B$_{12}$ im Serum

+++ €

Synonym: Cobalamin.

RB 200–600 pg/ml (145–440 pmol/l).

MA 1 ml Serum, rasch verarbeiten oder einfrieren, instabil im Licht.

⚠ Nach ☞ Schilling-Test oder parenteraler B$_{12}$-Gabe ist das Ergebnis mehrere Mon. nicht verwertbar.

DD ↓: Magenaffektionen: Z. n. Gastrektomie, A-Gastritis (Atrophie der Schleimhaut), Intrinsic-Faktor-Mangel, Intrinsic-Faktor-Ak, chronisch-entzündliche Darmerkrankungen mit Befall des terminalen Ileums (M. Crohn), bakterielle Fehlbesiedlung, z. B. nach Antibiose, Sprue, perniziöse Anämie mit oder ohne funikuläre Myelose, Parasitenbefall (Fischbandwurm).
☞ Parietalzell-Ak.
☞ Intrinsic-Faktor-Ak.

Vitamin C im Serum

+++ €

Synonym: Ascorbinsäure.

RB 0,4–1,0 mg/dl (22–56 μmol/l).

MA 1 ml Serum, luftdicht, lichtgeschützt.

DD ↓: Malnutrition (Skorbut, Alkoholismus), Gravidität, Malabsorption, z. B. chronische Diarrhö, Niereninsuffizienz.

V
W
Z

Vitamin D$_3$ im Serum (1,25-Dihydroxy-Cholecalciferol)

+++ €

Synonym: 1,25-OH-Cholecalciferol.

RB
- **Erwachsene:** 25–70 ng/l.
- **Kinder:** 40–100 ng/l.

MA 1 ml Serum, sofort verarbeiten oder einfrieren.

DD
- ↑: Substitutionstherapie, Hyperparathyreoidismus (primär), Sarkoidose, Hyperkalzämie.
- ↓↓: Erbliche Vit.-D-abhängige Rachitis Typ I.
- ↓: Niereninsuffizienz, nephrotisches Syndrom.

Vitamin D$_3$ im Serum (25-Hydroxy-Cholecalciferol)

+++ €

Synonym: 25-OH-Cholecalciferol.

RB 5–230 µg/l (10–570 nmol/l).

MA 1 ml Serum, Patient nüchtern, Probe vor Licht schützen und tiefgefrieren bei Versand > 2 d.

DD
- ↑: Substitutionstherapie, nach Heparin i.v.
- ↓: Malnutrition, Malabsorption, Winterzeit, Hyperparathyreoidismus (primär), nephrotisches Syndrom, Leberzirrhose, Barbiturate.

Vitamin K im Serum

+++ €

RB 50–580 ng/l.

MA 2 ml EDTA-Blut.

⊘ Selten indiziert, bei Marcumar®-Therapie oder Koagulopathie primär ☞ Quick-Wert bestimmen.

DD ↓: Malabsorption und Maldigestion bei Sprue, Antibiotikatherapie.

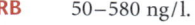

⊘ Besonderheiten **DD** Differenzialdiagnose **155**

Von-Willebrand-Faktor +++

Synonyma: Faktor-VIII-assoziiertes Ag, Faktor-VIII R:Ag, Faktor VII:vWF.

RB 50–160 %.

MA 5 ml Zitratblut.

DD
- ↑: Protein-C-Mangel, Urämie, Diabetes mellitus, Akute-Phase-Reaktion, Vaskulitis, venöse Thrombose, Lungen- und Lebererkrankungen, fibrinolytische Therapie, 2. Schwangerschaftshälfte.
- ↓: Von-Willebrand-Syndrom, Verbrauchskoagulopathie, Medikation mit Asparaginase, Kontrazeptiva.

Zentriol-Antikörper +++ €

RB ≤ 1 : 40.

MA 1 ml Serum.

⚠ Allenfalls ergänzende Diagnostik der Kollagenosen.

DD ↑: Kollagenosen, v. a. Sklerodermie.

Zentromer-Antikörper +++ €

V
W
Z

Synonym: ACA.

RB ≤ 1 : 40.

MA 1 ml Serum.

DD ↑: Sklerodermie: CREST-Syndrom (≤ 80 %), progressive systemische Sklerose (40–50 %).
Der Ak hat eine hohe Spezifität für Sklerodermie.

Zink im Serum

RB 74–139 mg/dl (11,5–18,5 mmol/l).

MA 1 ml Serum.

DD
- ↑: Polyzythämien, iatrogen, Selbstmedikation.
- ↓: Acrodermatitis enteropathica (erbliche Resorptionsstörung), mehrwöchige parenterale Ernährung, chronische Diarrhö, chronisch-entzündliche Darmerkrankung, Sprue, Alkoholismus, Systemerkrankung, Nephropathien.

2.2 Autoantikörper

2.2.1 Leber und Gallenwege

☞ Tab. 2.10

2.2.2 Kollagenosen

☞ Tab. 2.11

Tab. 2.11   Antikörper bei Systemerkrankungen

Antikörper	SLE	Med. LE	Sjögren-Syndrom	Sklero-dermie	MCTD
ANA	96 %	≤ 95 %	50–70 %	90 %	100 %
dsDNS	80 %				
ssDNS	70 %				
Antihiston	70 %	95 %			
Anti-Sm	30 %				
U1 RNP I	32 %		35 %		90 %
SS-A/Ro	35 %		65 %	25 %	60 %
SS-B/La	15 %		65 %		
Ku	10 %				
Ki	31 %				
PCNA	3 %				
Neuron	35 %				
Rheumafaktor	20 %		50 %		
Kardiolipin	25 %				

SLE: Systemischer Lupus erythematodes;
Med. LE: Medikamentös induzierter Lupus erythematodes;
MCTD: Sharp-Syndrom, mixed connective tissue disease

- dsDNS-, Sm-, U1-RNP-, PCNA-, Neuron-Ak haben eine hohe Spezifität für systemischen Lupus erythematodes.
- ssDNS-Ak sind häufig positiv bei juveniler Polyarthritis.
- SCL70-Ak und Zentromer-Ak sind jeweils mit unterschiedlichen Verlaufsformen der Sklerodermie assoziiert.

2.3 Humangenetik

Molekularbiologische Marker

☞ Tab. 2.12, Tab. 2.13.

Tab. 2.12 Molekularbiologische Marker

Marker	Indikation	Material
Apolipo-protein-E-Polymor-phismus	• Apo-E2/E2-Homozygotie sichert den Verdacht auf eine familiäre Dys-Beta-Lipoproteinämie (Typ III nach Frederickson). Homozygotie in 1 % der Bevölkerung, aber nur 1 % von diesen sind erkrankt aufgrund sekundärer Hyperlipoproteinämie • Apo-E4/E4-Homozygotie ist gehäuft bei familiärem M. Alzheimer. Der prädiktive Wert des positiven Resultats beträgt aber selbst in diesen Familien nur 50 % (wie Münze!). 1–2 % in der Bevölkerung.	1 ml Zitrat- oder EDTA-Blut
F II-Pro-thrombin-mutation G20210A	Heterozygotie in 2 % der Bevölkerung. Das Thromboserisiko der Heterozygoten ist 3-fach erhöht	1 ml Zitrat- oder EDTA-Blut
F-V-Leiden G1691A	Heterozygotie in 17 % der Bevölkerung, Homozygotie ca. 1 %. Das Thromboserisiko der Heterozygoten ist 3-fach, das der Homozygoten 80-fach erhöht. Die Bestimmung ist nur sinnvoll, wenn die ☞ APC-Resistenz pathologisch ausfiel	1 ml Zitrat- oder EDTA-Blut
HFE C282Y	Häufigste (95 %) Ursache der familiären Hämochromatose. Heterozygotie in 10–20 % und Homozygotie in 0,2–0,4 % der Bevölkerung. Nur Homozygote erkranken	1 ml Zitrat- oder EDTA-Blut
MTHFR C677T	Ca. 40 % der Bevölkerung sind heterozygot, ca. 10 % homozygot. Letztere weisen eine milde Hyperhomocysteinämie und ein fraglich erhöhtes Thromboserisiko auf. Die Bedeutung für Neuralrohrdefekte ist umstritten	1 ml Zitrat- oder EDTA-Blut

Tab. 2.13 Mögliche humangenetische Diagnostik (kein Anspruch auf Vollständigkeit)

Krankheitsbild	Gene
Achondroplasie (Parrot-Syndrom)	FGFR3
Adenomatöse Polyposis coli	APC
Adenosin-Monophosphat-Deaminase-Mangel	AMPD1
Adrenogenitales Syndrom bei 21-Hydroxylase-Mangel	CYP21A2
Agammaglobulinämie (Morbus Bruton)	BTK
Agammaglobulinämie (non Bruton)	IGHM IGLL1 VPREB1
Ahornsirupkrankheit	BCKDHA
Albrightsche hereditäre Osteodystrophie	GNAS
α_1-Antitrypsin-Mangel (S-Allel/Z-Allel)	SERPINA1
Alport-Syndrom	COL4A5 COL4A4 COL4A3 COL4A6
Alveoläre Proteinose, kongenitale	SFTPB
Alzheimer-Erkrankung, Frühform, familiär	PSEN1 PSEN2
Alzheimer-Erkrankung, Spätform, Disposition	APOE
Anämie, megaloblastäre	CUBN
Androgen-Resistenz	AR
Angelman-Syndrom	Mikrodeletion 15q11-q13 UBE3A
Antithrombin-III-Mangel	SERPINC1

Humangenetik

Tab. 2.13 Mögliche humangenetische Diagnostik (kein Anspruch auf Vollständigkeit) *(Forts.)*

Krankheitsbild	Gene
Arteriosklerose-Disposition	ACE AGT AGTR1 CETP LIPC LDLR NOS3 Selektin E
Ataxie, episodische Typ 1	KCNA1
Ataxie, episodische Typ 2	CACNA1A
Ataxie, Friedreichsche	FRDA
Ataxie, spinozerebelläre (1, 2, 3, 6)	SCA (1, 2, 3, 6)
Atransferrinämie, kongenitale	TF
Azoospermie	AZF1
Brugada-Syndrom	SCN5A
Butyryl-(Pseudo)-Cholinesterase-mangel	BCHE
CADASIL (cerebrale autosomal dominante Arteriopathie (mit) subkortikalen Infarkten (und) Leukoenzephalopathie)	NOTCH3
Cardioencephalomyopathie, fatale infantile	SCO2
Carnitin-Palmitoyltransferase-2-Mangel	CPT2
Charcot-Marie-Tooth-Syndrom Typ 1a	PMP22
Charcot-Marie-Tooth-Syndrom Typ 2a	KIF1B MFN2
Charcot-Marie-Tooth-Syndrom Typ 2d	GARS
Cholestase, intrahepatische familiäre	ATP8B1
Chondrokalzinose	ANKH

Tab. 2.13 Mögliche humangenetische Diagnostik (kein Anspruch auf Vollständigkeit) *(Forts.)*

Krankheitsbild	Gene
Chorea Huntington	HD
Cowden-Syndrom	PTEN
Craniosynostose	FGFR1 FGFR2
Cri-du-chat-Syndrom	Chromosom 5p, terminale Deletion
Crigler-Najjar-Syndrom	UGT1
CTP-11/Irinotecan-Toxizität	UGT1
Cystische Fibrose	CFTR
Dentatorubropallidoluysian Atrophie	DRPLA
Diabetes insipidus, nephrogener I	AVPR2
Diabetes insipidus, nephrogener II	AQP2
Diabetes mellitus Typ II	IPF1 ABCC8
DiGeorge-Syndrom	Mikrodeletion 22q11.
Dihydropyrimidin-Dehydrogenase-Defekt	DPYD
Epidermolysis bullosa	LAMA3 LAMB3
Fragiles-X-Syndrom	FMR1
Friedreichsche Ataxie	FRDA
Fruktoseintoleranz, hereditäre	ALDOB
Galaktosämie	GALT
Gilbert-Meulengracht-Syndrom	UGT1
Glukose-6-Phosphat-Dehydrogenase-Mangel	G6PD
Glukosurie, renale	SLC5A2
Granulomatose, chronische	CYBB

Tab. 2.13 Mögliche humangenetische Diagnostik (kein Anspruch auf Vollständigkeit) *(Forts.)*

Krankheitsbild	Gene
Hämochromatose	HLAH HFE
Hämochromatose, juvenile hereditäre, Hemojuvelin-Gen, HFE Typ 2A	HJV
Hämochromatose, juvenile hereditäre, Hepcidin-Gen HFE Typ 2B	HAMP
Hämochromatose, hereditäre, Transferrinrezeptor 2-vermittelt, HFE Typ 3	TfR2
Hämochromatose, Ferroportin 1-Gen, HFE Typ 4	SLC40A1
Hämoglobinopathien, Thalassämien	α_1-Globin α_2-Globin β-Globin $^A\gamma$-Globin $^G\gamma$-Globin δ-Globin
HDR-Syndrom (Hypoparathyreoidismus, Schwerhörigkeit, Nierenfehlbildungen	GATA3
Homocystinurie	MTHFR (C677T-Mutation)
Hyperaldosteronismus	CYP11B2
Hypercholesterolämie-Disposition	APOB APOE
Hypercholesterolämie, familiäre	LDLR
Hyperferritin-Katarakt-Syndrom	FTL
Hyper-IgD-Syndrom	MVK
Hyper-IgM1-Syndrom	TNFSF5
Hyper-IgM2-Syndrom	AICDA
Hyper-IgM3-Syndrom	TNFRSF5
Hyperinsulinämie	KCNJ11 ABCC8
Hyperinsulinämie, familiäre	INS

Krankheitsbild	Gene
Hyperkaliämische periodische Paralyse	SCN4A
Hyperkalzämie, hypokalzurische familiäre	CASR
Hyperlipoproteinämie, familiäre	APOC2 APOE CETP LPL
Hyperoxalurie Typ I	AGXT
Hypoparathyreoidismus	GATA3
Hyperparathyreoidismus, neonataler	CASR
Hypertension, familiäre	AGT AGTR1 GNB3
Hyperthermie, maligne	RYR1
Hyperthyreoidismus, familiärer	TSHR
Hyperthyreose, familiäre	TSHR
Hypoalphalipoproteinämie	ABCA1 APOA1
Hypochondroplasie	FGFR3
Hypokaliämische periodische Paralyse	SCN4A CACNA1S
Hypoparathyreoidismus, hypokalzämischer	CASR
Kälteinduziertes autoinflammatorisches Syndrom	CIAS1
Kallmann-Syndrom Typ 1 (Olfactogenitales Syndrom)	KAL1
Kallmann-Syndrom Typ 2	FGFR1
Kardiomyopathie, hypertrophe, familiäre	TNNT2

Tab. 2.13 Mögliche humangenetische Diagnostik (kein Anspruch auf Vollständigkeit) *(Forts.)*

Krankheitsbild	Gene
Klinefelter-Syndrom	Chromosom X, numerische Aberration
Knorpel-Haar-Hypoplasie McKusick	RMRP
Kolonkarzinom hereditär, nicht polypös	MLH1 MSH2 MSH3 MSH6 PMS1 PMS2
Kongenitale alveoläre Proteinose	SFTPB
Kongenitale uni- oder bilaterale Aplasie des Vas deferens	CFTR
Koproporphyrie, hereditäre (Haderoporphyria)	CPO
Laktat-Dehydrogenase-Mangel	LDHA LDHB
Laktoseintoleranz	LCT
Laron-Zwergwuchs	GHR
Lebersche hereditäre Opticus-neuropathie	MTCYB MTND1, -4, -6
Leukämie/Lymphome t(9;22)(q34;q11.2) t(15;17)(q22;q12q21) t(11;14)(q13;q32) t(14;18)(q32;q21) t(14;18)(q32;q21) t(8;21)(q22;q22) t(8;14)(q24;q32) -7 +8 +12 del(5)(q33q34) del(11)(q22.3) del(13)(q14) del(17)(p13.1)	BCR-ABL-Genfusion PML-RARA-Genfusion IGH-CCND1-Genfusion IGH-BCL2-Genfusion IGH-MALT1-Genfusion AML1-ETO-Genfusion IGH-MYC-Genfusion Monosomie 7 Trisomie 8 Trisomie 12 5q- delATM 13q- delp53
Li-Fraumeni-Syndrom	TP53

Krankheitsbild	Gene
Lipoprotein-Lipase-Mangel (Hyperlipoproteinämie)	LPL
Long-QT-Syndrom	SCN5A
Makuladegeneration	CFH
Malaria, cerebrale Disposition	TNF
Marfan-Syndrom	FBN1
McLeod-Syndrom	XK
McCune-Albright-Syndrom	GNAS
Medium-Chain-Acyl-CoA-Defizienz	ACADM
Megaloblastäre Anämie	CUBN
Melanom, malignes	CDKN2A
MELAS-Syndrom	MTTL1
MEN I, multiple endokrine Neoplasien	MEN1
MEN II, multiple endokrine Neoplasien	RET-Protoonkogen
Menkes-Syndrom	MNK
MERRF-Syndrom	MTTK
Methylentetrahydrofolat-Reduktase-Defekt	MTHFR
Miller-Dieker-Syndrom	Mikrodeletion 17p13.3
Mittelmeerfieber, familiäres	MEFV
MODY (Maturity-onset diabetes of the Young) Typ 1	HNF4A
MODY Typ 2	GCK
MODY Typ 3	TCF1
MODY Typ 4	IPF1
MODY Typ 5	TCF2
MODY Typ 6	NeuroD1
M. Alexander	GFAP

Humangenetik

Krankheitsbild	Gene
M. Bruton (Agammaglobulinämie)	BTK-Gen
M. Byler	ATP8B1
M. Fabry	GLA
M. Gaucher	GBA
M. Huntington	HD
M. Meulengracht	UGT1
M. Pompe	GAA
M. Sandhoff	HEXB
M. Tay-Sachs	HEXA
M. Wilson	ATP7B
Muckle-Wells-Syndrom	CIAS1
Mukoviszidose	CFTR
Muskelatrophie, spinobulbäre (Typ Kennedy)	SBMA AR
Muskeldystrophie Duchenne-Becker	Dystrophin
Myokardinfarkt-Disposition	ACE Fibrinogen-Rezeptor Integrin α2 Plasminogen-Aktivator-Inhibitor 1 (PAI)
Myotone Dystrophie Typ 1	DMPK
Myotone Dystrophie Typ 2	ZNF9
Myotonie, kongenitale Thomsen	CLCN1
Myotonie, kongenitale Becker	CLCN1
Neuralrohrdefekt	MTHFR, Mutation 1298A>C
Neuropathie 1A, hereditäre motorisch sensible	PMP22

Humangenetik

Tab. 2.13 Mögliche humangenetische Diagnostik (kein Anspruch auf Vollständigkeit) *(Forts.)*

Krankheitsbild	Gene
Neuropathie 2A, hereditäre motorisch sensible	KIF1B
Neuropathie 2B, hereditäre motorisch sensible	GARS
Noonan-Syndrom	PTPN11 SOS1
Östrogenresistenz	ESR1
Osteoporose-Risiko	CALCR COL1A1 ESR1 IL6 VDR
Pankreatitis, hereditäre	PRSS1
Pankreatitis, chronische hereditäre	SPINK1
Paramyotonia congenita	SCN4A
Parodontitis-Disposition	IL1A IL1B
Paroxysmale nächtliche Hämaturie	PIGA
Periodisches Fieber, familiäres	TNFRSF1A
Peutz-Jeghers-Syndrom	STK11
Phenylketonurie	PAH
Philadelphia-Chromosom	BCR-ABL-Genfusion (quantitativ)
Polycystische Nierenerkrankung	PKD1 PKD2
Polycythaemia vera	JAK2
Polyposis coli, familiäre adenomatöse	APC
Polyposis coli, juvenile	BMPR1A
Porphyria cutanea tarda	UROD
Porphyria variegata	PPOX
Porphyrie, akute intermittierende	PBGD

Tab. 2.13 Mögliche humangenetische Diagnostik (kein Anspruch auf Vollständigkeit) *(Forts.)*

Krankheitsbild	Gene
Porphyrie, chronische hepatische	UROD
Porphyrie (Doss-Porphyrie)	ALAD
Porphyrie, kongenitale erythropoetische	UROS
Prader-Willi-Syndrom	Mikrodeletion 15q11-q13 SNRPN
Progerie	LMNA
Progressive pseudorheumatische Dysplasie	WISP3
Protoporphyrie, erythropoetische	FECH
Proteinose, alveoläre kongenitale	SFTPB
Proximale myotone Myopathie (PROMM)	ZNF9
Pseudohypoparathyreoidismus Typ la und Ib	GNAS
Pseudocholinesterasemangel	BCHE
Pseudoxanthoma elasticum	ABCC6
Pulmonale alveoläre Proteinose	SFTPB
Pyruvatkinase-Defizienz	PKLR
Retinitis pigmentosa	HPRP3 RP1 RP2 PRPF8 RHO RDS
Schilddrüsenkarzinom, medulläres, familiäres (MEN II)	RET-Protoonkogen
Sideroblastische Anämie	ALAS2
Smith-Lemli-Opitz-Syndrom	DHCR7
Smith-Magenis-Syndrom	Mikrodeletion 17p11.2
Spastische Paraplegie Typ 1	L1CAM
Spastische Paraplegie Typ 2	PLP

Humangenetik

Krankheitsbild	Gene
Spastische Paraplegie Typ 3	SPG3
Spastische Paraplegie Typ 4	SPG4
Spastische Paraplegie Typ 7	SPG7
Sphärozytose, hereditäre	ANK1
Spinale Muskelatrophie	SMN1
Spinocerebelläre Ataxie (1, 2, 3, 6)	SCA1, -2, -3, -6
Spondyloepiphysiale Dysplasie und Arthropathie	WISP3
Surfactant-Protein-B-Mangel	SFTPB
Swyer-Syndrom	SRY
α-Thalassämie	α1-Globin α2-Globin
β-Thalassämie	β-Globin
γ-Thalassämie	$^A\gamma$-Globin $^G\gamma$-Globin
δ-Thalassämie	δ-Globin
Thiopurinsensitivität	TPMT
Thrombophilie-Disposition	ACE Faktor V (Leiden-Mutation) Faktor V (Liverpool-Mutation) Faktor V (Cambridge-Mutation) Faktor V (Hongkong-Mutation) Faktor V (HR2 Haplotyp) Fibrinogen-Rezeptor Integrin α2 Plasminogen-Aktivator-Inhibitor 1 (PAI) Prothrombin PROC PROS
Thrombophilie, hereditäre	SERPINC1

Humangenetik

Tab. 2.13 Mögliche humangenetische Diagnostik (kein Anspruch auf Vollständigkeit) *(Forts.)*

Krankheitsbild	Gene
Thrombotische, thrombozytopenische Purpura	ADAMTS13
Torsionsdystonie, generalisierte	DYT1
Triple-X-Syndrom	Chromosom X, numerische Aberration
Trisomie 13 (Pätau-Syndrom)	Chromosom 13, Trisomie
Trisomie 18 (Edwards-Syndrom)	Chromosom 18, Trisomie
Trisomie 21 (Down-Syndrom)	Chromosom 21, Trisomie
Turner-Syndrom	Chromosom X, numerische Aberration
Von-Hippel-Lindau-Syndrom	VHL
Warfarin-Sensitivität	CYP2C9 VKORC1
Williams-Beuren-Syndrom	Mikrodeletion 7q11.23
Wolf-Hirschhorn-Syndrom	Chromosom, Deletion 4p

3

Infektionen

3.1 Erregernachweis

3.1.1 Direkte Erregernachweise

Für direkte Erregernachweise eignen sich (abhängig von der Bestimmungsmethode) sämtliche sterilen und unsterilen Körpersekrete und Gewebeproben (OP-Präparate). Neben der mikroskopischen Visualisierung des Erregers und seiner Kultivierung spielen mittlerweile immunologische und molekularbiologische Direktnachweise (s. u.) eine herausragende Rolle. Hierbei sind ggf. eine besondere Materialaufbereitung oder Abnahmevorschriften zu beachten (Rücksprache mit dem Laborarzt!).

Mikroskopie

Die Mikroskopie ist das Standardverfahren zum Nachweis von Parasiten. Außerdem stehen zahlreiche Färbemethoden zum Nachweis spezieller Erreger zur Verfügung, z. B.:
- Gram-/Methylenblaufärbung (geeignet für viele Bakterien, z. B. Gonokokken, Meningokokken).
- Ziehl-Neelsen-Färbung (Mykobakterien).
- PAS-Färbung (Pilze), Warthin-Starry-, Wright- oder Gomori-Silber-Färbung (Treponemen, Bartonellen).

Kulturversuch

Standardverfahren in der Bakteriologie.
- Für die Diagnostik spezifischer Erreger sind ggf. Selektivmedien, unterschiedliche Bebrütungszeiten und spezielles Handling der Proben erforderlich (klinische Verdachtsdiagnose mit klinischem Infektiologen oder Mikrobiologen besprechen!).
- Anaerobe Kulturverfahren nur dann nutzen, wenn auch Anaerobier erwartet werden (Kosten!).

- Auch unter antibakterieller Therapie kann eine Kultivierung von klinischen Materialien sinnvoll sein (Rücksprache mit klinischem Infektiologen oder Mikrobiologen), z.B. Mykosen-Diagnostik oder Diagnostik bei multiresistenten Keimen.
  - Kultivierung von Standortflora (z.B. Saprophyten) oder Kontaminanden (z.B. Hautkeime in Blutkulturen) durch Materialentnahme unter sterilen Kautelen (☞ Präanalytik) vermeiden!
  - Kultivierung bestimmter Erreger (z.B. Bartonellen, Brucellen, Mykobakterien) erfordert längere Bebrütungszeiten und Selektivmedien.

Immunologische Direktnachweise

- **Direkte Immunfluoreszenz (DIF),** z.B. für CMV, Herpesviren, Chlamydien: Fluoreszenzmarkierte mono- oder polyklone Ak binden an Erregerprotein und werden mikroskopisch oder durchflusszytometrisch visualisiert.
- **Ag-Enzymimmunoassay (EIA, ELISA)/ Radioimmunoassay (RIA),** z.B. für Candida, Aspergillus-Ag: Polyklonaler Ak bindet Erreger(protein), danach Detektion biochemisch (Farbumschlag) mittels direkt oder indirekt enzymgekoppelten monoklonalem Ak, der sich an den polyklonalen Ak bindet („Sandwich"-Technik).
- **Latex-Agglutination (LA),** z.B. für Pneumokokken-Ag i.L.: Visualisiert wird die Agglutination Latexpartikel-gekoppelter poly- oder monoklonaler Ak mit dem Erreger-Ag.

Molekularbiologische Direktnachweise

- **Polymerase-Ketten-Reaktion (PCR):** Nachweis des Erregergenoms mittels Amplifikation einer bekannten Teilsequenz aus dem Erregergenom (hochsensitiv, daher jedoch störanfällig), insbes. in der Virologie eingesetzt (HIV, HCV).

Infektionen

- Weitere Amplifikationsmethoden sind u.a. **NASBA** („nucleic acid-specific base amplification"), **bDNA** („branched DNA amplification"), **LCR** („liase chain reaction").
- **In-situ-Hybridisierung:** Nachweis des Erregergenoms mittels komplementärer Oligonukleotide in situ (z.B. HBV-Antigene in der Leber, CMV in der bronchoalveolären Lavage).

3.1.2 Indirekte Erregernachweise

Im Patientenserum vorhandene Ak gegen einen Erreger können nachgewiesen werden durch:
- **Komplementbindungsreaktion (KBR):** Nachweis spezifischer komplementbindender Ak (gehören überwiegend zur Klasse IgM, zeigen eine akute Infektion an). Häufig unspezifisch positive Reaktionen durch weitere komplementbindende Substanzen im Patientenserum.
- **Neutralisationstest (NT):** Nachweis spezifischer neutralisierender Ak, die z.B. den zytopathischen Effekt eines Erregers blockieren, „neutralisieren". Test sehr spezifisch, jedoch aufwendig und teuer!
- **(Indirekter) Immunfluoreszenztest (IFT):** Nachweis spezifischer Ak mittels Visualisierung der Ak-Bindung an in einer Festphase vorliegende fluoresceingebundene Erregerproteine (z.B. Sabin-Feldman-Test [SFT] bei Toxoplasmose).
- **Lipopolysaccharid-Enzyme-linked Immunosorbent Assay (LPS-ELISA):** Nachweis erregerspezifischer Lipopolysaccharid-Ak mittels Sandwich-ELISA (Chlamydien!).
- **Immunoblot/Westernblot (IB/WB):** Nachweis von Ak gegen spezifische Erregerproteine auf Gelen nach Elektrophorese des Erregermaterials. Aufwendiger, aber sehr spezifischer Test, der bei bestimmten Infektionen (Borrelien, HIV, HCV)

Informationen über die Akuität der Infektion/Erkrankung geben kann.

- **Hämagglutinationshemmtest (HAH):** Im Patientenserum vorhandene Ak hemmen die natürliche Erythrozyten-Hämagglutination.
- **Immunosorbent Antigen Assay (ISAGA):** Spezifischer ELISA, wird nur bei Toxoplasmose eingesetzt.

3.1.3 Praktisches Vorgehen

Infektionskrankheiten gehören heute zu den wesentlichen medizinischen Problemen im klinischen Alltag. Daher gehören Parameter der mikrobiologischen Diagnostik neben den Analysen der klinischen Chemie zu den am häufigsten angeforderten Untersuchungen. Entsprechend stellen sie einen erheblichen Kostenfaktor in der Klinik dar und können bei unkritischer Anwendung nicht zuletzt auch zu einer Gefährdung von Patienten durch falsch oder überflüssig applizierte Antiinfektiva führen.

- Eine gezielte Diagnostik spart Folgeuntersuchungen und Kosten (eine „Schrotschuss"-Diagnostik ist i.d.R. unsinnig).
- Diagnostik **vor** Beginn der Therapie durchführen!
- Direkte Erregernachweise sind zu bevorzugen, da nur die Anwesenheit obligater Pathogene indikativ für eine Erkrankung ist. Indirekte (serologische) Nachweise werden häufig erst später positiv und sind nicht immer spezifisch genug (z.B. positive Malaria-Serologie zeigt lediglich Kontakt und immunologische Auseinandersetzung mit Plasmodien an) und können durch unspezifische Boosterung (polyklonale B-Zell-Aktivierung) falschpositiv sein (z.B. Antistreptolysin-Ak).
- Laborergebnisse immer auf Stimmigkeit überprüfen („passt" der Erreger zum Krankheitsbild oder zur Symptomatik?). Evtl. liegt eine Kontamination vor: Im Zweifelsfall Befundkontrolle.

Allgemeine Hinweise zur direkten Virusdiagnostik

- Ein direkter Virusnachweis ist nach Möglichkeit anzustreben.
- Viruskulturverfahren eignen sich i.d.R. nicht für die Akutdiagnostik (lange Kulturdauer).
- Für Ag- oder Genom-Nachweis sind häufig spezielle Transport- oder Nährmedien erforderlich (Rücksprache mit Speziallabor!).
- Folgende Materialien sind – indikationsabhängig – besonders geeignet:
  - **Rachenspülwasser:** Adeno-, Entero-, Herpes- und Influenzaviren.
  - **Bläschensekret:** Entero- und Herpesviren.
  - **Liquor:** Arbo-, Entero-, Herpes-, Papova- und Retroviren.
  - **Blut:** Arbo- , Hepatitis- und Retroviren.
  - **Urin:** Herpes- und Papovaviren.
  - **Stuhl:** Adeno-, Astro-, Calici-, Corona-, Entero-, Hepatitis- und Rotaviren.

3.2 Alphabetisches Verzeichnis der Erreger

Adenovirus +++ €

NM Ak-Nachweis mittels KBR oder Neutralisationstest (NT).

RB KBR < 1 : 10.
NT negativ.

MA 2 ml Serum.

DD Positiv 1 Wo. p.i. bei akuter Infektion. Da unspezifische Boosterung (☞ Auswahl des Verfahrens) häufig, ist die diagnostische Wertigkeit des Tests (der teuer ist!) zweifelhaft.

Amöben +++

NM
- **Stuhlmikroskopie:** Bei Untersuchung von 3 Proben von 3 unterschiedlichen Tagen Sensitivität 90 %.
- **Indirekte Hämagglutination (IHA):** Sensitivität 90 % bei Enterokolitis, bis 97 % bei Befall parenchymatöser Organe, Latenz bis zum Ak-Nachweis bis zu 1 Wo.
- **Stuhlantigentest (ELISA):** Sensitivität bei Enterokolitis bis zu 90 %.

RB Negativ bzw. Titer < 50 bei Ak-Nachweis.

MA 5 g Stuhl bzw. 2 ml Serum.

DD Die Serologie mittels IHA ist sensitiv und spezifisch für eine Infektion mit Entamoeba histolytica, hinterlässt aber eine Seronarbe (in Endemiegebieten sind 25 % der Gesunden seropositiv).
Der Stuhlantigentest ist sensitiver als die Stuhlmikroskopie und kann im Gegensatz zur Mikroskopie zwi-

Infektionen

MA Material **DD** Differenzialdiagnose **179**

schen der pathogenen Entamoeba histolytica und der apathogenen Entamoeba dispar unterscheiden. Es existieren neuere Ak-NM mit rekombinanten Ag, die eine etwas geringere Sensitivität als die IHA aufweisen; hier besteht jedoch keine Seronarbe.

Aspergillus +++

Antikörpernachweis

NM Aspergillus-IFT-Ak, Aspergillus-IHA-Ak.

RB Negativ bzw. < 1 : 40.

MA 1–2 ml Serum.

DD Bestimmung nicht sinnvoll, da unspezifische Boosterung häufig. Positive Tests sind indikativ für akute Infektion. Auch Titerverläufe geben keine verlässliche Auskunft, da Infektionen fast ausschließlich bei Immunsupprimierten auftreten (hierbei gestörte Ak-Produktion!).

Direktnachweis

NM Aspergillus-ELISA oder -IA.

RB Negativ.

MA 1–2 ml Serum.
Untersuchung – methodenabhängig – auch aus Liquor und BAL möglich.

DD Kein standardisierter Test. Bei Transplantierten und Immunsupprimierten mit einer Leukopenie dient er zur Diagnostik einer invasiven Aspergillose (heute auch KBR möglich).

Candida

Antikörpernachweis

NM   Candida-KBR, Candida-IHA.

RB   Negativ bzw. < 1 : 40.

MA   1–2 ml Serum.

DD   Ak-Nachweis ist nicht sinnvoll, da unspezifische Boosterung häufig. Positive Teste nicht indikativ für akute Infektion.

Direktnachweis

NM   EIA für Candida-Mannan oder Candida-LA.

RB   Negativ oder – methodenabhängig – bis 1 : 2.

MA   1–2 ml Serum.

DD   Kein standardisierter Test. Wertigkeit umstritten! Kultureller Nachweis aus sterilen Medien ist unbedingt anzustreben.

Chlamydien

Antikörpernachweis

NM   KBR, indirekter Immunfluoreszenztest, LPS-ELISA.

RB   • KBR < 1 : 10.
         • IFT < 1 : 40.
         • LPS-IgGM-ELISA negativ.

MA   2 ml Serum.

DD   Positiv 1–2 Wo p.i. bei systemischen Chlamydien-Infektionen (z. B. Pneumonie). Sensitiver sind speziesspezifische Ak-Nachweise (C.-pneumoniaea- oder C.-psittaci-ELISA). Für Trachom und Lymphogranuloma inguinale Direktnachweise (s. u.) anstreben!

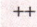

Infektionen

MA   Material   **DD**   Differenzialdiagnose

Direktnachweis

NM   PCR oder direkter Immunfluoreszenztest (DIF).

RB   Negativ.

MA   Zervix- oder Urethralabstrich in Spezialmedium (für PCR) oder Objektträger (DIF).

DD   Diagnostik der Chlamydien-Zervizitis und -Urethritis im Rahmen der DD der nichtgonorrhoischen Urethritis.

Cryptococcus neoformans   +

NM   Direktnachweis mittels monopolyklonaler EIA oder Latexagglutination.

RB   Negativ.

MA   1–2 ml Serum oder Liquor.

DD   Diagnostik der disseminierten Kryptokokkose bei Immunsupprimierten (insbes. bei HIV-Infizierten).

Cytomegalievirus   +

Synonym: CMV.

Antikörpernachweis

NM
- KBR.
- Indirekter Immunfluoreszenztest, ELISA.

RB
- KBR < 1 : 10.
- IFT negativ.
- IgM-ELISA negativ.

MA   2 ml Serum.

DD   Positiv 1–2 Wo. p.i. bei Primärinfektionen. Bei Reaktivierung Nachweis nicht zuverlässig! Test nur sinnvoll in der DD der akuten Mononukleose.

Direktnachweis

NM CMV-pp65-Ag-Bestimmung mittels direkter Immunfluoreszenz.
CMV-DNA-PCR.

RB Negativ.

MA 1–2 ml Serum (EDTA-Blut) oder Liquor.

DD Diagnostik der CMV-Reaktivierung bei Immunsupprimierten (Transplantation, HIV-Infektion).

Echinokokken   +++

NM Verschiedene Teste: Nachweis von IgG oder IgE (IHA; IFT; ELISA etc.), Hämagglutination u.a.

RB Negativ.

MA 2 ml Serum.

DD Die Sensitivität der Teste ist unzureichend und liegt zwischen 60 und 80 %. Generell ist die Sensitivität bei pulmonalem Befall noch etwas schlechter als bei Leberbefall.
Empfohlen wird ein zweistufiges Vorgehen: Zunächst Suchtest mittels ungereinigter Ag von Echinococcus granulosus und/oder Echinococcus multilocularis. Bestätigungstest mit Nachweis von Ak gegen gereinigte oder rekombinante Ag.
Eine negative Serologie schließt eine Echinokokkose keinesfalls aus!

Enterovirus   +++ €

NM Ak-Nachweis in KBR, indirektem Immunfluores-
        zenztest oder Neutralisationstest.

RB • KBR < 1 : 10.
        • IFT < 1 : 40.
        • NT negativ.

MA 2 ml Serum.

DD Positiv 1–2 Wo. p.i. Unspezifische Boosterung regel-
        haft, Wertigkeit des Ak-Nachweises umstritten
        (teuer!).

Epstein-Barr-Virus   ++ €

NM • Ak-Nachweis im indirekten Immunfluoreszenztest.
        • ELISA.

RB • IFT < 1 : 40.
        • IgM-VCA-ELISA < 1 : 20.
        • IgG-VCA-ELISA < 1 : 20.
        • IgG-NA-ELISA < 1 : 20.

MA 1–2 ml Serum.

DD Positiv 1 Wo. p.i. bei Primärinfektion.
        Test nur sinnvoll in der DD der akuten Mononukle-
        ose.

Haemophilus influenzae, bekapselte Form Typ B   + €

NM Ag-Nachweis in der Latexagglutination oder der Ge-
        genstromelektrophorese.

RB Negativ.

MA 1–2 ml Liquor oder Serum.

DD DD der bakteriellen Meningitis.

Hanta-Virus

+++ €

NM Viren Puumala, Dobrava (Mittel- und Südosteuropa), Tula; AK-Nachweis, PCR.

RB
- IgG < 10 U / ml, nach Impfung > 100 U / ml.
- IgM nicht nachweisbar.
- PCR negativ.

MA
- 1 ml Serum.
- PCR aus Urin, EDTA-Blut, Sekreten, Gewebe.

DD Inkubationszeit 1–3 Wo.
Übertragung durch Nagetiere, klinisch hämorrhagisches Fieber mit renalem Syndrom (HFRS).

Hepatitis-A-Virus

+++

NM Ak-Nachweis.

RB
- IgG < 10 U / ml, nach Impfung > 100 U / ml.
- IgM nicht nachweisbar.

MA 2 ml Serum.

DD Inkubationszeit 2–8 Wo.
IgG-Ak können meist ab der 3.–4. Wo. nach der Infektion nachgewiesen werden und persistieren i. d. R. lebenslang (Seronarbe).
IgM-Ak sind ab der 2.–3. Wo. nach Infektion nachzuweisen, bleiben ca. 8 Wo. positiv und beweisen eine frische Infektion.

Infektionen

NM · **Direktnachweis:** Hepatitis-B-surface-Ag (HbsAg), Hepatitis-B-envelope-Antigen (HbeAg), Hepatitis-B-Virus-DNA-Nachweis (HBV-DNA) i.S.
· **Ak-Nachweis:** Hepatitis-B-core-Ak (Anti-Hbc) als IgM- und IgG-Ak nachzuweisen. Hepatitis-B-envelope-Ak (Anti-Hbe), Hepatitis-B-surface-Ak (Anti-Hbs).

RB Negativ.
Impftiter: Anti-Hbs > 10 U/l.

MA 5 ml Serum.

DD Inkubationszeit 1–6 Mon.

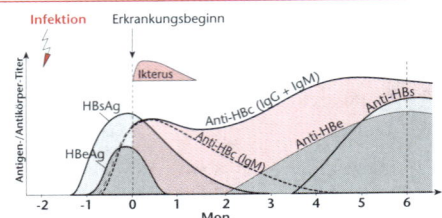

Abb. 3.1 Verlauf der Hepatitis-B-Serologie.

ⓘ Sinnvolle Diagnostik bei V.a. akute Infektion: HBsAg, HBeAg und Anti-HBc-IgM. Zur Verlaufsbeurteilung Anti-HBs, HBsAg und HBeAg bestimmen. Das Auftreten von Anti-HBs kennzeichnet die Serokonversion (☞ Tab. 3.1).

Infektionen

Tab. 3.1 Antikörper bei Hepatitis B

Marker				Bewertung	Kontagiosität
HBsAg	HBeAg	Anti-HBc IgM			
+	+	+		Akute Hepatitis B (Frühphase)	Ja
+	+	−		HBsAg-Träger	Ja (meist hoch)
+	−	+		Akute Hepatitis B (Spätphase)	Ja
+	−	−		HBsAg-Träger	Ja (meist niedrig)
	Anti-HBc		Anti-HBs		
−		+		Akute Hepatitis B	Möglich
−	+	−	−	Z.n. Hepatitis B ohne Anti-HBs-Bildung	Möglich
−	+	−	+	Z.n. Hepatitis B, Immunität	Nein
−	−	−	+	Z.n. erfolgreicher Hepatitis-B-Impfung	Nein

HBV-DNA ist erforderlich zur Klärung der Kontagiosität eines Patienten, zur Verlaufskontrolle bei chronischer Hepatitis B unter Therapie (quantitative Bestimmung) sowie zur Frage von Escape-Mutanten (Viren mit defektem oder fehlendem HBsAg, teils auch mutiertes HBeAg)!

Infektionen

NM	• **Direktnachweis:** Hepatitis-C-Virus-RNA (HCV-RNA) i.S. • **Ak-Nachweis:** Hepatitis-C-Ak (HCV-Ak) i.S.
RB	Negativ.
MA	2 ml Serum.
DD	Eine HCV-Subtypisierung und Quantifizierung sollte bei der Therapie der chronischen Hepatitis C durchgeführt werden (prognostischer Marker!).
☺	Subtypisierung und Quantifizierung: Sehr teure Untersuchungen!

NM	• **Direktnachweis:** Hepatitis-D-Virus-DNA (HDV-DNA) i.S. • **Ak-Nachweis:** Hepatitis-D-Ak (HDV-IgG-Ak, HDV-IgM-Ak) i.S.
RB	Negativ.
MA	2 ml Serum.
DD	Inkubationszeit 1–6 Mon. Simultaninfektion (akute Hepatitis-B-Infektion) oder Superinfektion (Hepatitis-B-Ag positiv). HDV-DNA: Nachweis einer Virämie von HDV. Sinnvoll bei akuter oder chronischer Hepatitis-B-Infektion oder akutem Anstieg der Transaminasen bei chronischen Hepatitis-B-Ag-Trägern. Eine Persistenz von > 12 Wo. oder rezidivierendes Auftreten sprechen für eine chronische Infektion. HDV-IgM-Ak: Nachweis und Verlaufsbeobachtung der akuten und chronischen Hepatitis-D-Infektion. Bei Koinfektionen häufig nur passager 1–5 Mon. nach Infektion nachzuweisen.

Infektionen

HDV-IgG-Ak: Nachweis, Verlaufsbeobachtung der akuten und chronischen Hepatitis-D-Infektion, Nachweis einer abgelaufenen Infektion. Meist 4–6 Mon. nach Infektion positiv, zur Diagnosestellung der akuten Infektion ist HDV-IgM-Ak besser geeignet.

Hepatitis-E-Virus   +++

NM
- **Ak-Nachweis:** HEV-IgG- und -IgM-Ak.
- **Direktnachweis:** HEV-RNA im Serum und Stuhl.

RB   Negativ.

MA   1–2 ml Serum.

DD   Akverlauf wie bei HAV. HEV endemisch in Südostasien und Mittelamerika, fulminante lebensbedrohliche Verläufe insbes. bei Schwangeren. HEV-IgG-Ak lebenslang nachweisbar. Direktnachweise sind nur für wissenschaftliche Fragestellungen angezeigt.

Hepatitis-G-Virus   +++

NM
- **Ak-Nachweis:** HGV-E2-IgG und -IgM.
- **Direktnachweis:** HGV-RNA.

RB   Negativ.

MA   1–2 ml Serum.

DD   Bedeutung als Hepatitis-Erreger noch unklar. Bestimmung nur sinnvoll bei unklarer Non-A- bis Non-E-Hepatitis. Ak treten ca. 4–8 Wo. nach akuter Infektion auf. Der direkte HGV-Nachweis kann Ausdruck einer akuten Infektion oder einer chronischen Virämie sein.

Infektionen

HIV-1

Synonym: Humanes Immundefizienzvirus 1.

NM
- **Ak-Nachweis:** HIV-1-/-2-ELISA, HIV-1-Ak-IFT, HIV-1-Ak-Immunoblot.
- **Direktnachweis:** HIV-1-p24-Antigen, HIV-1 viral load (Methoden: PCR, bDNA, NASBA).

RB Negativ.

MA 1–2 ml Serum (manche Labors bevorzugen EDTA-Plasma für die Virämie-Diagnostik).

DD ELISA als Suchtest mit Serokonversion 2–8 Wo. p.i. Bestätigung mit Immunoblot oder Direktnachweis (viral load).
Therapiekontrolle mittels quantitativem Direktnachweis (viral load) und HIV-Resistenztestung (genotypisch).

HIV-2

Synonym: Humanes Immundefizienzvirus 2.

NM
- **Ak-Nachweis:** HIV-1-/-2-ELISA, HIV-2-Ak-IFT, HIV-2-Ak-Immunoblot.
- **Direktnachweis (experimentell):** HIV-2 viral load (quantitative PCR, bDNA), Viruskultur.

RB Negativ.

MA 1–2 ml Serum.

DD ELISA als Suchtest mit Serokonversion 2–12 Wo. p.i. Bestätigung mit IB oder – besser – Direktnachweis (v.a. PCR und Kultur).

Influenzavirus A/B, Familie der Orthomyxoviren

NM
- **Ak-Nachweis** mittels KBR oder indirektem Immunfluoreszenztest.
- **RNA-Nachweis** aus Rachen- oder Nasopharynxabstrich.

RB
- KBR < 1 : 10.
- IFT < 1 : 20.
- PCR negativ.

MA
- 2 ml Serum.
- RNA-Nachweis aus Rachen- oder Nasopharynxabstrich, spezielle Transportmedien!

DD Positiv 1 Wo. p.i.

Legionellen

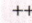

Antikörpernachweis

NM **Legionella pneumophila :** Spezifischer Immunfluoreszenztest und ELISA.

RB
- IFT < 1 : 64.
- ELISA negativ.

MA 1–2 ml Serum.

DD Spezifische Teste mit Serokonversion 2–4 Wo. p.i.

Direktnachweis

NM Direkte Immunfluoreszenz oder Kultur oder Ag-Nachweis (ELISA) für L. pneumophila Serotyp 1 im Urin.

RB Negativ.

MA
- 2–5 ml Sputum, Trachealsekret oder BAL.
- 10 ml Urin.

DD Diagnostik der Legionärskrankheit.

Infektionen

MA Material   **DD** Differenzialdiagnose   **191**

Ag-Nachweis i.U. nur für L. pneumophila Serogruppe 1 möglich, jedoch hochsensitiv (ca. 90 % aller Legionellosen sind durch L. pneumophila Serogruppe 1 verursacht!).

Beim Urinantigentest ist eine Kreuzreaktion mit Kapselpolysacchariden grampositiver Kokken möglich.

Leishmanien   +++

NM
- Verschiedene Teste zum IgG-Nachweis (ELISA, Immunfluoreszenz mit ungereinigtem Ag, neuerer ELISA-Test mit rekombinantem Ag).
- PCR.

RB   Methodenabhängig.

MA
- **Serologie:** 3 ml Serum.
- **PCR:** Biopsate (Knochenmarkaspirat in EDTA, Haut-, Lymphknoten-, Milzpunktat, Vollblut in EDTA).

DD   Die Sensitivität der Teste bei kutaner und mukokutaner Leishmaniose ist mit 50–60 % unzureichend. Bei immunkompetenten Patienten mit viszeraler Leishmaniose liegt die Sensitivität bei ca. 90 %, bei immuninkompetenten Patienten ist die Serologie unzureichend.

Nach Infektion persistiert meist eine Seronarbe, die Serologie eignet sich daher wenig für Patienten aus Endemiegebieten.

Die älteren serologischen Teste unter Einsatz ungereinigter Ag zeigen eine Kreuzreaktivität mit Trypanosomen, Plasmodien, teils auch mit Mykobakterien.

Die Diagnose kann nicht allein aufgrund einer negativen oder positiven Serologie gestellt werden.

☞ Tab. 3.2.

Tab. 3.2 Untersuchungsbefunde in der Luesserologie

Test	TPHA[1]	FTA-Abs.[1]	VDRL[2]	Bewertung
Aussage	Suchtest	Bestätigungstest	Aktivität/Behandlungsbedürftigkeit	
Resultat	–	–	–	Keine Lues < 3 Wo., bei klinischem V. a. Primäraffekt DD: Herpes simplex, Ulcus molle → kurzfristige Kontrolle
	–	+	+	Prim. Lues, „IgG-Serumnarbe" oder unspezifischer Befund → kurzfristige Kontrolle, bei Konstanz Serumnarbe oder unspezifischer Befund nicht sicher zu unterscheiden
	+	–	–	
	+	+	–	Bei fehlender Klinik/Anamnese → kurzfristige Kontrolle, ansonsten DD: Serumnarbe oder Primärstadium, Abklärung → IgM-Ak-Assay[3]
	+	+	+	Behandlungsbedürftige Lues (alle Stadien) oder Serumnarbe, bei fehlender Klinik/Anamnese → IgM-Assay[3].

1 TPHA- und FTA-Absorptionstest werden ca. 3 Wo. p.i. positiv (falsch-positive Befunde bei Borrelieninfektion).
2 VDRL-Test: Ca. 6 Wo. p.i. positiv, häufig falsch-positiv (z. B. bei Mononukleose, Tbc, Lepra, Malaria, Kollagenosen, RA, Lebererkrankungen, Karzinom, Gravidität und Schutzimpfungen).
3 IgM-Ak-Assay: Nachweis treponemenspezifischer IgM-Ak mit Titer. Aussage:
- Titer < 1 : 5 negativ → keine Behandlungsindikation
- Titer 1 : 5 – 1 : 10 → grenzwertig, bei Frühinfektion Behandlung, bei Vorbehandlung innerhalb der letzten 12 Mon., Kontrolle nach 3 Mon.
- Titer 1 : 20 – 1 : 160 → Infektion/Zweitinfektion: Behandlung. Bei Vorbehandlung innerhalb der letzten 3 Mon., Kontrolle nach 3 Mon.
- Titer > 1 : 320 → behandlungsbedürftige Lues. Bei V. a. Neurolues zeitgleich Entnahme von Serum und Liquor, um TPHA-Quotient Blut/Liquor zu ermitteln.

Infektionen

Meningokokken

NM **Ag-Nachweis** mittels Latexagglutination oder Gegenstromelektrophorese.

RB Negativ.

MA 1–2 ml Liquor.

DD DD der bakteriellen Meningitis.

Mykobakterien

NM **Direktnachweis:** Goldstandard ist die Flüssigkeitskultur (radiometrische oder fluorometrische Verfahren) oder PCR aus vorzugsweise sterilen Medien (Liquor, Pleura-/Peritonealflüssigkeit, Gewebe) oder wenig kontaminierten Medien (bronchoalveoläre Lavage, BAL).

RB Negativ.

MA 1–2 ml Liquor, Punktionsflüssigkeit, steril entnommenes Gewebe oder BAL.

DD Diagnostik der Tuberkulose.

⚠ Ein positiver Genomnachweis in Respirationstraktmedien reflektiert nicht immer eine floride (aperte) Tuberkulose! Die Probe kann auch im Labor oder bei Entnahme auf einer Station mit hoher Tuberkuloseprävalenz kontaminiert worden sein.

Mykoplasmen

Antikörpernachweis

NM • Mycoplasma-KBR.
     • Mycoplasma-pneumoniae-EIA.

RB • KBR < 1 : 10.
     • EIA negativ.

Infektionen

MA	2 ml Serum.
DD	Positiv 1–2 Wo. p.i. bei systemischen Mykoplasma-Infektionen (z.B. Pneumonie). Nachweise sind jedoch wenig spezifisch.
☉	Für Mycoplasma pneumoniae sind aus respiratorischen Sekreten Direktnachweise verfügbar!

Direktnachweis

NM	PCR oder Antigen-EIA.
RB	Negativ.
MA	2–5 ml Trachealsekret oder BAL.
DD	Diagnostik der Mykoplasmenpneumonie.
☉	**Cave:** Kontamination durch kommensale Mykoplasmen (PCR).

Plasmodien   +++

Erreger der Malaria:
- Plasmodium falciparum: Malaria tropica.
- Plasmodium vivax oder ovale: Malaria tertiana.
- Plasmodium malariae: Malaria quartana.

NM	• **Direktnachweis:** Blutausstrich, Anreicherung im dicken Tropfen. • Ak-Nachweis.
RB	• IgG (Plasmodium falciparum) < 1 : 40. • IgM (Plasmodium falciparum) < 1 : 20.
MA	1–2 ml Serum.

Infektionen

DD Ein Ak-Nachweis ist nicht für die Diagnose der akuten Malaria geeignet.
Bei V. a. Malaria muss umgehend die Labordiagnostik eingeleitet werden.
Inkubationszeiten: Malaria tropica (Plasmodium falciparum) 7–15 d, Malaria tertiana (Plasmodium vivax oder ovale) 12–18 d, Malaria quartana (Plasmodium malariae) 3–6 Wo.
Online-Infos über die Homepage des RKI www.rki.de.

Pneumokokken

NM **Ag-Nachweis** im Liquor mittels Latexagglutination oder Gegenstromelektrophorese.

RB Negativ.

MA 1–2 ml Liquor.

DD DD der bakteriellen Meningitis.

Rötelnvirus

NM **Ak-Nachweis** über HAH.

RB
- HAH < 1 : 8: Negativ.
- HAH 1 : 8 bis 1 : 16: Grenzbereich.
- HAH > 1 : 16: Anamnestischer Titer (Immunität anzunehmen).

MA 1 ml Serum.

DD Obligate Untersuchung in der Schwangerenvorsorge, nur Titer ≥ 1 : 32 versprechen maternale Immunität.

⚠ Krankheitsdiagnose erfolgt klinisch.

Schistosoma

Erreger der Bilharziose (Synonym: Schistosomiasis).

NM • Verschiedene Nachweismethoden von IgG (ELISA, Immunfluoreszenz mit ungereinigtem Ag), erfasst Schistosoma-japonicum-Ak nur mit einer Sensitivität von 50 %.
• PCR.

RB Methodenabhängig.

MA Serum.

DD Der Test ist v. a. in der Präpatenzzeit vor dem Auftreten von Eiern in Urin oder Stuhl sinnvoll. Die meisten Ag-Präparationen enthalten nicht Schistosoma japonicum, die Ak aber sind speziesspezifisch! Daher Rücksprache mit dem Labor unter Berücksichtigung der Reiseanamnese.
Nach Infektionen bleiben Ak über Jahre nachweisbar.

Staphylokokken +

NM • **Direktnachweis** in Kultur.
• **Ak-Nachweis:** Antistaphylolysin, selten indiziert.

RB Antistaphylolysin: < 2 IU / ml.

MA 2 ml Serum (für Antistaphylolysinbestimmung), Blutkultur oder Abstrich für den Direktnachweis.

DD Nachweis der Ak ohne klinische Bedeutung und heute verzichtbar (Ausnahme, s. u.), Direktnachweis ist die Methode der Wahl.
Ausnahme: S.-aureus-spezifische IgE-Ak sind beweisend für Hyper-IgE-Syndrom (syn. Job- oder Hiob-Syndrom).

Infektionen

Antikörpernachweis

Antistreptolysin-Reaktion

RB < 1 : 80.

MA 2 ml Serum.

DD Heute verzichtbar, Nachweis der Ak ohne klinische Bedeutung (Anstieg 3–4 Wo p.i., unspezifische Boosterung häufig!).

Anti-DNAase-B-Ak

RB < 200 IU/ml.

MA 2 ml Serum.

DD Einziger Wert der Bestimmung liegt heutzutage in der Diagnostik etwaiger Post-Streptokokken-Krankheiten (Glomerulonephritis), jedoch unspezifische Boosterung häufig!

Anti-Hyaluronidase-Ak

RB < 300 IU/ml.

MA 2 ml Serum.

DD Heute verzichtbar, Nachweis der Ak ohne klinische Bedeutung (Anstieg 3–4 Wo p.i., unspezifische Boosterung häufig!).

Direktnachweis

NM Mikroskop, Kultur.

RB Negativ.

MA Abstrich, Blutkultur.

Infektionen

Taenia solium

Synonym: Schweinefinnenbandwurm.
Erreger der Zystizerkose.

NM
- **Direktnachweis:** 3 Stuhlproben im Abstand von 2–3 d.
- Ak-Nachweis.

RB IgG < 1 : 20, laborabhängig.

MA 2 ml Serum.

Toxocara

Erreger der Larva migrans visceralis.
Spulwürmer der Gattung Toxocara canis und cati.

NM Ak-Nachweis.

RB IgG < 1 : 10, laborabhängig.

MA 2 ml Serum.

DD Seroprävalenz in Deutschland bis 5 %, Osteuropa bis 20 %. Ein positiver Titer weist keine Infektion nach. Online-Infos über die Homepage des RKI www.rki.de.

Toxoplasma gondii

NM
- Ak-Nachweis mittels KBR.
- Sabin-Feldman-Test (SFT).
- Immunosorbent Antigen Assay (ISAGA).
- ELISA.

RB
- KBR < 1 : 5.
- SFT < 1 : 20.
- ISAGA < 1 : 20.
- IgM-ELISA negativ.
- IgG-ELISA < 1 : 20.

MA 2 ml Serum.

Infektionen

MA Material   **DD** Differenzialdiagnose   **199**

DD IgM-Ak sind bei akuter Toxoplasmose hochspezifisch. Eine Reaktivierung ist häufig schwierig zu diagnostizieren, da unspezifische Boosterung regelhaft (Seroprävalenz in Deutschland > 70 %).

Treponemen   +

☞ Lues.

Trichinella spiralis   +++

NM Ak-Nachweis.

RB IgG < 1 : 20, laborabhängig.

MA 2 ml Serum.

DD Inkubationszeit 1–30 d.
Weitere Laborbefunde bei Trichinose: Eosinophilie, CK- und LDH-Erhöhung, IgE erhöht.
Es gibt keine Korrelation zwischen der Höhe des Ak-Titers und dem klinischen Verlauf.
Klinischer Verlauf meist subklinisch.

Trypanosomen   +++

Erreger:
- Trypanosoma brucei, gambiense oder rhodesiense: Schlafkrankheit.
- Trypanosoma cruzi: Chagas-Krankheit.

NM • **Direktnachweis:** Dicker Tropfen, Liquor, Lymphknotenpunktat in der Giemsa-Färbung.
- Ak-Nachweis.

RB Negativ, laborabhängig.

MA 2 ml Serum.

4

Funktions-
teste

ACTH-Kurztest

IND Überprüfung der Nebennierenrindenfunktion bei V.a. Nebennierenrindeninsuffizienz, Nachweis eines heterozygoten 21-Hydroxylase-Mangels.
☞ ACTH-Langtest ist spezifischer.

MA Je 1 ml Serum für ☞ Kortisolbestimmung.

DF 0,25 mg entspricht 25 IE ACTH (Synacthen®) i.v., Blutentnahmen vor, 1 und 2 h nach Injektion.

⚠ Bei klinischem Verdacht auf eine Nebenniereninsuffizienz sollte vor Beginn die Gabe von 2 mg Dexamethason oder 0,1 mg Fluorokortisol erfolgen, da sonst eine akute Addisonkrise ausgelöst werden könnte. Selten allergische Reaktionen.

BU
- **Normal:** Anstieg des Kortisolspiegels auf > 20 mg/dl (> 500 µmol/l) bzw. doppelten Basalwert.
- ↑↑: Patienten mit Morbus-Cushing-Syndrom.
- **Kein Anstieg** bei Patienten mit primärer Nebenniereninsuffizienz, länger bestehender Hypophyseninsuffizienz (sekundäre Nebenniereninsuffizienz) und Steroidtherapie (z.B. Asthma bronchiale, Immunsuppression), Nebennierenkarzinom.
- Erst vor kurzem aufgetretene sekundäre Nebennierenrindeninsuffizienz wird durch den ACTH-Test nicht erkannt! (☞ Metopiron-Test).

IND   Überprüfung der Nebennierenrindenfunktion, DD bei V.a primäre und sekundäre Nebennierenrinden-insuffizienz, spezifischer als ☞ ACTH-Kurztest.

MA   Je 1 ml Serum für ☞ Kortisolbestimmung.

DF   50 IE ACTH (Synacthen®) i.v. über 24 h, Blutent-nahmen vor, 4, 6, 8 h (ggf. 12 und 24 h) nach Injektion.

☉   Bei klinischem Verdacht auf eine Nebennereninsuffizienz sollte vor Beginn eine Gabe von 2 mg Dexamethason oder 0,1 mg Fluorokortisol erfolgen, da sonst eine akute Addisonkrise ausgelöst werden könnte.

Selten allergische Reaktionen.

BU
- **Normal:** Anstieg des Kortisolspiegels auf > 20 mg/dl bzw. doppelten Basalwert gilt als sicherer Ausschluss einer Nebennereninsuffizienz.
- ↑↑ bei Patienten mit Cushing-Syndrom bzw. sekundärer Nebennierenrindeninsuffizienz.
- **Kein Anstieg** bei Patienten mit Nebennereninsuffizienz, länger bestehender Hypophyseninsuffizienz (hier Test erst nach längerer Stimulation positiv) und Steroidtherapie (z.B. Asthma bronchiale, Immunsuppression), Nebennierenkarzinom.
- Bei Nebennierentumoren häufig hoher Ausgangswert, der im Verlauf nicht oder nur gering ansteigt.

Funktionsteste

Clomifen-Test

IND Clomifen stimuliert die hypophysäre Gonadotropin-sekretion.
Bei Frauen Überprüfung der hypothalamisch-hypophysären Funktion, Subklassifizierung der Amenorrhöen bei positivem ☞ Gestagen-Test.
Bei Männern sehr selten zur DD des Hypogonadismus verwendet.

MA Je 2 ml Serum für ☞ LH und ☞ Östradiol.

DF Bei Frauen: Abnahme eines Basalwerts am 5. Zyklustag, danach 100 mg Clomifen, z.B. 2 × 1 Tbl. Dyneric®, vom 5.–9. Zyklustag. Bestimmung von LH und Östradiol am 10. Zyklustag.

BU
- **Normal:** Anstieg von LH und Östradiol > zweifach.
- **Konstante LH- und Östradiolwerte** bedeuten Nichtansprechen der Ovarien.
- **Mangelhafter LH-Anstieg** weist auf Störung im Bereich Hypophyse / Hypothalamus hin.

Synonyma: Corticotropin-Releasing-Faktor-/Corti-cotropin-Releasing-Hormon-Test, CRH-Test.

IND
- Hypophyseninsuffizienz.
- Cushing-Syndrom, Differenzierung zwischen primärer (peripherer) und sekundärer (zentraler) Genese.

MA Je 1 ml EDTA-Blut gefroren zur Bestimmung von ☞ Kortisol und ☞ ACTH und 1 ml Serum zur Bestimmung von ☞ Kortisol, Patient zuvor mindestens 1–2 h ruhen lassen.

DF Nach Abnahme eines Basalwerts i.v. Gabe von 100 μg CRH (human), Abnahme nach 15, 30, 45, 60 und 90 Min.

(!) Gelegentlich Hitzegefühl und Flush-Symptomatik.

BU
- **Normal:** ACTH-Anstieg um > 50 % des Basalwerts, Kortisol > 7,5 mg/dl.
- **Kortisol und ACTH konstant:** Beweist hypophysären ACTH-Mangel (M. Cushing).
- **Exzessiver Anstieg von Kortisol und ACTH:** Hypothalamisches-hypophysäres Cushing-Syndrom (bei lang bestehender hypothalamischer Ursache kann der ACTH-Anstieg ausbleiben).
- **Kortisol normal und ACTH-Anstieg:** Nebennierentumor.

Funktionsteste

Deferoxamin-Test

Synonyma: Desferrioxamin-Test, Desferal-Test.

IND Diagnostik der primären Hämochromatose und Hämosiderose (heute i.d.R. Gentest).

MA 20 ml 6-h-Sammelurin zur Bestimmung von ☞ Eisen.

DF Entleeren der Blase, Gabe von 500 mg Deferoxamin (Desferal®) i.m. (Kinder: 2-malige i.m.-Gabe von 10 mg/kg KG im Abstand von 12 h), Urin über 6 h sammeln.

BU
- **Normal:** Ausscheidung von < 1 mg Eisen/6 h.
- **Pathologisch:** Ausscheidung von > 3 mg Eisen/ 6 h, ab 10 mg Eisen/6 h gilt eine primäre Hämochromatose bzw. Hämosiderose als gesichert.

DD Z.n. multiplen Transfusionen, chronische Anämie und Porphyria cutanea tarda.
Schwere Formen der Leberzirrhose sind nicht immer sicher abzugrenzen, deshalb Interpretation immer im Zusammenhang mit übrigen Befunden.

⚠ Molekularbiologische Diagnostik der Hämochromatose ist heute die Standardmethode: Nachweis der Punktmutationen (282Y bei 90 % und H63D bei ca. 45 % der Erkrankten im HFE-Gen).

Funktionsteste

Desmopressinacetat-Test

Synonyma: DDAVP-Test, Minirin®-Test.

IND
- Massive Polyurie (> 5 l/24 h).
- Bei Polydipsie zur DD Diabetes insipidus renalis, centralis oder psychogener Polydipsie.

MA Je 5 ml Urin zur Bestimmung der ☞ Urinosmolalität.

DF Entleeren der Blase, Gabe von 0,05–0,2 ml Desmopressinacetat nasal, alternativ 4 mg i.v.; Urin alle 15 Min. sammeln und je nach Ausscheidungsvolumen mit Tee (ohne Zucker) oder Wasser ersetzen.

BU Ein Anstieg der Osmolalität (> 780 mosmol/kg) spricht für einen Diabetes insipidus centralis, konstante Werte für einen Diabetes insipidus renalis. Bei exzessiver (psychogener) Polydipsie kann es erst nach mehrtägiger Gabe von Desmopressinacetat und Reduktion der oralen Flüssigkeitszufuhr (hierbei jeweils 0,1 ml Desmopressinacetat an mind. 3 d morgens geben und ☞ 24-h-Urin sammeln) zum Anstieg der Urinosmolalität kommen. Zusätzlich besteht hier meist eine verminderte Serumosmolalität (< 280 osmol/kg).

Dexamethason-Kurztest

Synonym: night-suppression test

IND
- V.a. Cushing-Syndrom (bester und schnellster Suchtest).
- Überprüfung der Funktion des Feedback-Mechanismus Nebennierenrinde–Hypophyse.

MA Jeweils 2 ml Serum zur Bestimmung des ☞ Kortisols.

DF Blutentnahme zur Basalwertbestimmung des Kortisols um 8:00 Uhr, am Abend des gleichen Tages zwischen 22:00 und 24:00 Uhr 2 mg Dexamethason oral, erneute Blutentnahme am nächsten Morgen um 8:00 Uhr.

BU
- Abfall des Kortisols auf < 3 mg/dl schließt Cushing-Syndrom aus.
- Bei fehlender Suppression ist ein Cushing-Syndrom in keinem Fall bewiesen!
- Suppression bei sekundärem Cushing-Syndrom meist möglich, bei primärem nicht.
- Bei nicht eindeutigem Ergebnis ☞ Dexamethason-Langtest.

Dexamethason-Langtest

Synonym: Dexamethason-Hemmtest (Hochdosis).

IND
- V. a. Cushing-Syndrom bei negativem ☞ Dexamethason-Kurztest.
- DD Morbus Cushing versus ektopes ACTH-Syndrom.
- Überprüfung der Funktion des Feedback-Mechanismus Nebennierenrinde–Hypophyse.

MA Jeweils 2 ml Serum zur Bestimmung des ☞ Kortisols.

DF Initial Basalwert bestimmen, danach an 2 d 4 × 0,5 mg Dexamethason p.o. Im Anschluss für 2 d 4 × 2 mg Dexamethason p.o. Blutentnahme tgl. um 8:00 Uhr.

BU
- Abfall des Kortisols auf < 3 mg/dl schließt M. Cushing bzw. Cushing-Syndrom aus.
- Keine Suppression: Ektopes ACTH-Syndrom.
- Bei fehlender Suppression ist ein Cushing-Syndrom in keinem Fall bewiesen!
- Suppression bei sekundärem Cushing-Syndrom meist möglich, bei primärem nicht.

IND
- Polyurie (> 5 l/24 h).
- Polydipsie zur DD Diabetes insipidus renalis, centralis oder psychogener Polydipsie.

MA
- **Urin:** Urinvolumen, ☞ Osmolalität (RB 850–1340 mosmol/kg/l).
- **Serum:** ☞ Osmolalität (RB 280–310 mosmol/kg/l).

DF
Ab 8:00 Uhr morgens keine Flüssigkeitsaufnahme mehr. Ausgangswerte vor Beginn bestimmen, über mindestens 6, besser 24 h (nach Entleeren der Blase) alle 2 h Urin- und Serumosmolalität bestimmen. Urinvolumen und Körpergewicht messen.

🕛 Abbruch bei Gewichtsverlust von 5 % des Körperausgangsgewichts oder deutlicher Exsikkose, Serumosmolalität > 295 mosmol/kg oder Urinosmolalität > 600 mosmol/kg.
Dieser Test wird heute kaum mehr durchgeführt.

BU
- **Psychogene Polydipsie:** Normales Konzentrationsvermögen, Gewichtsreduktion ohne Anstieg der Plasmaosmolalität.
- **Diabetes insipidus renalis, Diabetes insipidus centralis:** Vermindertes Konzentrationsvermögen (Urinosmolalität bis 200 mosmol/kg/l), normale bis leicht erhöhte Serumosmolalität.
- Findet keine Konzentration der Urinosmolalität statt, kann durch die Gabe von 2 μg i.v. *Desmopressin (Minirin®)* am Ende der Untersuchung und Bestimmung der Urinosmolalität nach weiteren 1 und 2 h zwischen renalem und zentralem Diabetes insipidus unterschieden werden. Eine erhöhte Urinosmolalität spricht für zentralen, eine konstante Urinosmolalität für renalen Diabetes insipidus.

Gestagen-Test

IND Primäre oder sekundäre Amenorrhö.

MA Kein Material erforderlich.

DF Gabe von z. B. Prothil® 10 mg/d oder Gestanon® für 10 d p.o. Alternativ Proluton Depot® 1 × 500 mg i.m.

BU Auslösung einer Entzugsblutung (innerhalb 1 Wo. nach Absetzen der Gestagene) nach vorheriger sekretorischer Umwandlung. Hierdurch ist der Nachweis eines bereits vorher unter endogenem Östrogeneinfluss proliferierten Endometriums möglich.

- **Positiv:** Auch eine geringe Blutung gilt als positiv, d.h. es besteht eine ausreichende basale Östrogenproduktion mit normaler Endometriumproliferation. Es handelt sich um eine hypothalamisch-hypophysäre Insuffizienz der Ovarien ☞ LH-RH-Test.
- **Negativ:** Keine Blutung, z.B. insuffizienter Endometriumaufbau infolge Östrogenmangels (Ovarialinsuffizienz), Verlust des Endometriums (z.B. nach mehreren Kürettagen, Ashermann-Fritsch-Syndrom) oder Uterusfehlbildung. Weitere Abklärung durch ☞ Östrogen-Gestagen-Test.

Funktionsteste

Glukagon-Test

IND • Frage der Restinsulinsekretion bei neu aufgetretenem Diabetes mellitus Typ 1, V. a. Insulinom.
• V. a. Phäochromozytom.

MA 4 × 2 ml EDTA-Plasma sofort zentrifugieren und einfrieren (☞ Katecholamine), 4 × 2 ml Serum bei ☞ Insulinbestimmung.

Entnahme am liegenden nüchternen Patienten zu den Zeiten 0, 2, 5 und 10 Min., zuvor mindestens 30 Min. Ruhe.

> 12 h zuvor kein Alkohol, Tee, Kaffee oder Nikotin, > 24 h zuvor möglichst Medikamente, die die Katecholaminausschüttung beeinflussen, absetzen.

Bei Blutdruckwerten von > 170 mmHg systolisch und > 110 mmHg diastolisch relative Kontraindikation wegen der Gefahr einer hypertensiven Krise.

α-Blocker, z.B. Phentolamin (Regitin®), bereithalten.

DF **V.a. Phäochromozytom:** Bestimmung des Ausgangswerts der Katecholamine und des Blutdrucks.

Bei Frage nach **Restinsulinsekretion** bei neu aufgetretenem Diabetes mellitus Typ 1, V.a. Insulinom: Ausgangswert des Insulins bestimmen.

Danach in beiden Fällen 1 mg Glukagon i.v. über liegende Braunüle.

5, 10 und 15 Min. nach Glukagon-Gabe erneute Bestimmung der Ausgangsparameter.

(!) In seltenen Fällen Übelkeit und Erbrechen. Besonders bei höheren Dosierungen (> 1 mg) und zu rascher Injektion sind Überempfindlichkeitsreaktionen möglich.

BU • Bei **Anstieg der Katecholamine** auf > 3-fachen Ausgangswert und einem **Blutdruckanstieg** um > 20 mmHg besteht der Verdacht auf ein Phäochromozytom, weitere Diagnostik erforderlich ☞ Katecholamine i.S. und i.U..

- Bei **Anstieg der Insulin-Werte** auf > 135 mU/ml besteht der Verdacht auf ein Insulinom, aber nur bei 50 % der Patienten mit Insulinom ist dieser Test positiv.

Hungerversuch

IND V.a. Insulinom.

MA Je 2 ml EDTA-Blut bzw. Serum zur Bestimmung von ☞ BZ und ☞ Insulin oder ☞ C-Peptid (Tipp: Material erst abfrieren und nur bei pathologischem Verlauf bestimmen – spart erhebliche Kosten).

DF Vor Beginn Ausgangswerte bestimmen, danach Patienten unter Zufuhr von elektrolythaltiger und energiefreier Flüssigkeit bis zu 72 h hungern lassen. Alle 6 h Blutzucker, Insulin und C-Peptid bestimmen, zusätzliche Bestimmungen bei Zeichen der Hypoglykämie (z.B. Schweißausbruch, Schwindel, Zittern). Patienten zur Bewegung anhalten.

BU • I.d.R. fällt der Serum-BZ beim Fasten nicht auf Werte < 40 mg/dl (< 2,22 mmol/l), das Insulin bleibt konstant oder fällt leicht ab.
- Beim **Insulinom** kommt es häufig innerhalb < 24 h, gelegentlich aber auch erst nach > 50 h, zu einem Abfall des Serum-BZ auf < 40 mg/dl, das Insulin bzw. das C-Peptid sind erhöht und bleiben konstant hoch. Dieser Effekt kann durch körperliche Belastung verstärkt werden (Vorsicht, Synkopen möglich).
- Ein Insulinom ist ausgeschlossen bei C-Peptid-Werten < 6 ng/ml.

Funktionsteste

Kortisol-Tagesprofil

IND
- V.a. Cushing-Syndrom oder Hyperkortisolismus.
- Überprüfung des Regelkreises Hypothalamus–Hypophyse–Nebennierenrinde.

MA Je 2 ml Serum auf ☞ Kortisol.

DF Abnahme von Kortisol um 8:00 und 20:00 Uhr, optional zusätzlich um 12:00 und 16:00 Uhr.

BU
- **Normalbefund:** Kortisol im Profil:
  - Morgens (8:00 Uhr): 8–25 µg/dl (1,26–294 nmol/l).
  - 16:00 Uhr: 5–12 µg/dl (0,79–1,89 nmol/l).
  - Minimalwert nachts (24:00 Uhr): < 5 µg/dl (< 0,79 nmol/l).
- Bei **Störungen des Feedback-Mechanismus** ist der zirkadiane Rhythmus aufgehoben, ebenso aber auch bei Stress, z.B. psychischen Ausnahmesituationen, Psychosen, schweren Erkrankungen.
- Bei V.a. Hypokortisolismus besser ACTH-Kurztest!

Laktose-Belastungstest

Synonym: Laktosetoleranz-Test – falls kein H_2-Atemtest verfügbar.

IND
- V.a. auf primäre Laktoseintoleranz.
- V.a. sekundäre Laktoseintoleranz, z.B. bei chronisch-entzündlichen Darmerkrankungen, HIV-Infektion, Laktosemalabsorption.

MA Je 120 ml Heparinblut: Serum oder kapillär für ☞ Glukosebestimmung.

DF Patient > 12 h nüchtern lassen. Blutentnahme vor Beginn. Danach 50 g Laktose gelöst in 400 ml Wasser zügig trinken lassen (bei Kindern ab 2 J 2 g/kg KG als Lösung, < 2 J 4 g/kg KG). Glukosekonzentration im Serum nach 30, 60, 90 und 120 Min. bestimmen.

Anschlusstest am nächsten Tag: Patient > 12 h nüchtern lassen, Blutentnahme kapillär oder venös vor Beginn, danach 25 g D-Glukose und 25 g D-Galaktose gelöst in 400 ml Wasser zügig trinken lassen. Glukosekonzentration im Serum nach 30, 60, 90 und 120 Min. bestimmen.

(!) Einfacher und spezifischer: H_2-Atemtest bei gleicher Indikation.

BU
- **Normal:** BZ-Anstieg um > 20 mg/dl (> 1,11 mmol/l) im venösen Blut und um > 25 mg/dl (> 1,39 mmol/l) im Kapillarblut.
- Für einen positiven Test (**Laktoseintoleranz**) sprechen klinisch abdominelle Schmerzen, Krämpfe, Diarrhöen und teilweise präsynkopale Zustände meist ca. 1 h nach Testbeginn, aber auch mit langer Latenz bis zu 6 h.
- Liegt ein **Laktasemangel** vor, ist das Verhältnis von Glukoseanstieg nach Laktosegabe zu Glukoseanstieg nach Glukose- und Galaktosegabe < 0,4.
- Bei Patienten mit **Diabetes mellitus** bzw. **pathologischer Glukosetoleranz** treten falsch-negative Ergebnisse auf, da Laktose durch die Laktase in Glukose und Galaktose gespalten wird. Bei Patienten mit z.B. Z.n. resezierenden Magen-OPs oder gestörter intestinaler Motilität können falsch-positive Befunde durch eine bakterielle Fehlbesiedlung erhoben werden.

IND Überprüfung der Stimulierbarkeit des Hypophysen-vorderlappens durch Gabe von LH-RH bei V.a. hypothalamisch-hypophysäre Ovarialinsuffizienz.

MA Je 2 ml Serum zur Bestimmung von ☞ LH und ☞ FSH.

DF Therapie mit Sexualhormonen (v.a. Danazol, Clomifen, Cyproteronacetat, Gestagene) 4 Wo. vorher absetzen.
Unmittelbar vor Testbeginn Bestimmung von LH und FSH. Dann 0,1 mg LH-RH (z.B. Relefact®) langsam i.v., Bestimmung von LH und FSH 30 Min. nach LH-RH-Gabe.

BU
- **Normal:** Anstieg von LH und FSH nach 20–40 Min. auf das > 4-Fache. Bei normaler Reaktion: Sekretion von LH > FSH (Geschlechtsreife), in der Präpubertät LH = FSH.
- **Fehlende Sekretion von LH und FSH** bei schwerer hypothalamisch-hypophysärer Amenorrhö, Z.n. Läsion des Hypothalamus oder Hypophysenstiels.

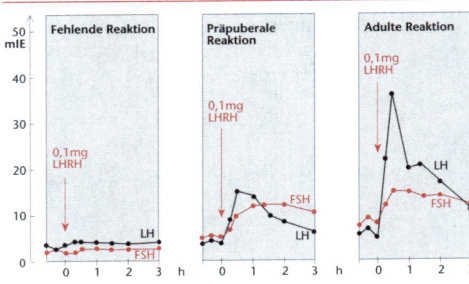

Abb. 4.1 LH-RH-Test.

Metoclopramid-Test

IND   Ausschluss bzw. Nachweis einer latenten Hyperprolaktinämie bei z. B. Hypophysentumor, Prolaktinom, primärer und sekundärer Amenorrhö ☞ Prolaktin.

MA   Je 2 ml Serum zur Prolaktinbestimmung.

DF   Möglichst in der 2. Zyklusphase durchführen, meistens 20.–22. Zyklustag. Zuvor nicht auf der Brust liegen, keine Manipulationen der Brust (kann Werte verfälschen).
Patientin nüchtern lassen, 4 h nach dem Aufstehen Bestimmung des Basalwerts, danach 10 mg Metoclopramid, z. B. Paspertin® i.v., nach 25 Min. 2. Blutentnahme.

BU   • **Normal:** Basalwert 2–20 ng/ml, nach Stimulation mindestens 4- bis 5-facher Anstieg. Anstiege von > 12-fach sprechen für ein Prolaktinom.
• Bereits **erhöhte Ausgangswerte**, z. B. bei Prolaktinom, steigen häufig nur gering an.
• Bei **funktioneller Hyperprolaktinämie** meist normaler bis leicht erhöhter Ausgangswert, aber überschießender Anstieg nach Stimulation.

Metopiron-Test

IND   Nachweis einer sekundären Nebennierenrindeninsuffizienz.

MA   1 ml Serum für ☞ Kortisolbestimmung, 11-Desoxycortisolbestimmung.

DF   Gabe von 30 mg Metopiron/kg KG p.o. um 23:00 Uhr und Blutentnahme um 08:00 Uhr.

BU   Normal: 11-Desoxycortisol > 70 µg/ml (180 mmol/l). Konzentrationen des 11-Desoxycortisol < 70 µg/ml sprechen für eine sekundäre oder primäre Nebennierenrindeninsuffizienz, eine Differenzierung ist anhand des Testes nicht möglich.

DF   Durchführung   **BU**   Beurteilung   **217**

Synonym: N-Benzoyl-Tyrosyl-Paraaminobenzoesäure-Test.

IND   V.a. exokrine Pankreasinsuffizienz.

MA   10 ml 6-h-Sammelurin auf Paraaminobenzoesäure (PABA), Gesamturinmenge bestimmen.

DF   Optimal: 48 h zuvor keine Einnahme von Medikamenten (soweit klinisch vertretbar), keine Nahrungsmittel mit Benzoesäure (Konservierungsmittel) essen lassen, 12 h vor Beginn des Tests nüchtern und Blase vor Beginn leeren lassen.
Standardisiertes Frühstück mit 200 ml Tee (ohne Zucker), 1 Scheibe Brot mit Butter und Marmelade, dazu 3 Tbl. Bentiromid® (Kinder < 30 kg KG 1 Tbl., 30–45 kg KG 2 Tbl.). Danach 500 ml Tee trinken und nach 5 h erneut eine Scheibe Brot mit Butter und Marmelade essen lassen. Sammelurin (Menge angeben) über 6 h nach Tabletteneinnahme.

BU
- Normalerweise werden mindestens 50 % der zugeführten PABA aufgenommen. Werte < 40 % gelten als positiv im Sinne einer Pankreasinsuffizienz.
- Der Test kann bei intestinaler Malabsorption, z.B. Sprue, chronisch- oder akut-entzündlichen Darmerkrankungen (M. Crohn, Salmonellenenteritis), falsch-positiv ausfallen.
- Bei grenzwertigen Befunden Test erneut durchführen.

Oraler Glukosetoleranz-Test

Synonym: oGTT.

IND
- Gestörte Nüchternglukose.
- Konstante oder intermittierende Glukosurie.
- V. a. renalen Diabetes.
- V. a. Gestationsdiabetes.

MA Kapillarblut zur BZ-Bestimmung ☞ Glukose i.S.

DF Patient zuvor 3 d lang normal (> 150 g Kohlenhydrate/d) ernähren, normale körperliche Tätigkeit, 3 d Abstand zur letzten Menstruation einhalten und, falls möglich, folgende Medikamente absetzen: Diuretika, Steroide, orale Kontrazeptiva, nichtsteroidale Antiphlogistika und Schilddrüsenhormone.
Patient am Untersuchungstag > 12 h nüchtern lassen, während der Untersuchung nicht essen, trinken und rauchen lassen! BZ-Bestimmung nüchtern, danach 75 g Glukose in Wasser gelöst innerhalb von 5 Min. trinken lassen. BZ-Bestimmung nach 2 h.
Am Testende Urinstix-Untersuchung auf Glukosurie.

BU ☞ Tab. 4.1.

Tab. 4.1 Bewertungskriterien oGTT (European Diabetes Policy Group)

	Plasma-Glukose		Vollblut-Glukose	
	Venös	**Kapillär**	**Venös**	**Kapillär**
Diabetes mellitus				
Nüchtern	> 140 mg/dl	≥ 140 mg/dl	≥ 120 mg/dl	> 120 mg/dl
	> 7,7 mmol/l	≥ 7,7 mmol/dl	≥ 6,6 mmol/dl	≥ 6,6 mmol/dl
2-h-Wert oGTT	≥ 200 mg/dl	≥ 220 mg/dl	≥ 180 mg/dl	≥ 200 mg/dl
	≥ 11 mmol/l	≥ 12 mmol/l	≥ 10 mmol/l	≥ 11 mmol/l

Funktionsteste

Tab. 4.1 Bewertungskriterien oGTT (European Diabetes Policy Group) *(Forts.)*

	Plasma-Glukose		Vollblut-Glukose	
	Venös	Kapillär	Venös	Kapillär
Pathologische Glukosetoleranz (IGT)				
Nüchtern	110–125 mg/dl	110–125 mg/dl	100–109 mg/dl	100–109 mg/dl
	6–7 mmol/l	6–7 mmol/dl	5,5–6 mmol/dl	5,5–6 mmol/dl
2-h-Wert oGTT	140–199 mg/dl	160–219 mg/dl	120–179 mg/dl	140–199 mg/dl
	7,8–11 mmol/l	8,9–12 mmol/l	6,7–10 mmol/l	7,8–11 mmol/l
Pathologische Nüchtern-Glykämie (IFG)				
Nüchtern	115–140 mg/dl	115–140 mg/dl	100–120 mg/dl	100–120 mg/dl
	6,4–7,7 mmol/l	6,4–7,7 mmol/l	5,6–6,6 mmol/l	5,6–6,6 mmol/l
2-h-Wert oGTT	< 140 mg/dl	< 140 mg/dl	< 120 mg/dl	< 120 mg/dl
	< 7,7 mmol/l	< 7,7 mmol/l	< 6,6 mmol/l	< 6,6 mmol/l

V. a. Gestationsdiabetes

- **Risikofaktoren:** > 30 J, Adipositas, Glukosurie bis 24. SSW, auffällige Schwangerschaftsanamnese (Makrosomie), familiäre Belastung, Hypertonie, Proteinurie.
- **Screening** bei jeder Schwangeren in der 24.–28. SSW durchführbar: oGTT mit 50 g Glukose, BZ-Kontrolle 1 h nach Einnahme; falls BZ > 140 mg/dl → oGTT mit 75 g.
- **Normalwerte:** Nüchtern < 90 mg/dl, 1 h < 190 mg/dl, 2 h < 160 mg/dl. Falls ein Wert pathologisch, Kontrolle in spätestens 4 Wo., bei zwei pathologischen Werten oder mehrfach erhöhtem Nüchtern-BZ über 100 mg/dl liegt ein Gestationsdiabetes vor.

Funktionsteste

Östrogen-Gestagen-Test

IND Primäre oder sekundäre Amenorrhö bei negativem Gestagentest.

MA Kein Material notwendig.

DF Nach sicherem Ausschluss einer Gravidität (☞ β-HCG) Gabe von Progynon C® 60 mg/d (3 × 1 Tbl.) für 20 d, zusätzlich Gestagene, z.B. Orgametril®, 10 mg/d vom 11. bis 20. Einnahmetag oder Kombinationspräparat, z.B. Cyclo-Progynova®.

BU Auslösung einer Entzugsblutung wenige Tage nach Absetzen der Medikamente.
- **Positiv:** Schon eine geringe Blutung innerhalb 1 Wo. gilt als positiv.
- **Negativ:** Keine Blutung. V.a. fehlendes funktionsfähiges Endometrium (rudimentärer Uterus, Mayer-Rokitansky-Küster-Hauser-Syndrom), Z.n. mehreren Abrasiones (Ashermann-Fritsch-Syndrom), Synechien, Z.n. Tuberkulose.
  In diesen Fällen Wiederholung des Tests mit doppelter Dosierung.

Funktionsteste

Parathormon-Test

IND   Zur DD des Pseudohypoparathyreoidismus.

MA   Je 5 ml Vollblut und 4 ml EDTA-Blut über liegende Braunüle, Spontanurin.

DF   Vor Injektion: 5 ml Vollblut zur Bestimmung von Kalzium, Phosphat, Kreatinin und 4 ml EDTA-Blut zur Bestimmung von zyklischen AMP (cAMP) und ☞ intaktem Parathormon.

Patient vor Testbeginn nüchtern, mit entleerter Blase, 250 ml Wasser trinken lassen.

Um 9:00 Uhr Injektion von humanem Parathormon (Dosis 0,5 mg/kg KG mit NaCl 0,9 % verdünnt) über liegende Braunüle über 2 Min.

7, 12 und 30 Min. nach Injektion jeweils 5 ml Vollblut und 4 ml EDTA-Blut entnehmen zur Bestimmung von Phosphat, Kreatinin, Prolaktin und cAMP. 30 und 60 Min. nach Injektion Sammeln von Spontanurin zur Bestimmung von Phosphat, Kreatinin und cAMP.

BU   Errechnen der auf die glomeruläre Filtrationsrate bezogenen Clearance von Phosphat und cAMP.

cAMP/glomeruläre Filtrationsrate (nmol/24 h) =

$$\frac{\text{Kreatinin im Serum x cAMP (nmol/dl)}}{\text{Kreatinin i.U.}}$$

- Bei **Gesunden** und bei **Patienten mit primärem Hyperparathyreoidismus** folgt ein Anstieg von cAMP im Plasma auf > 100 nmol/l, im Urin auf > 60 nmol/dl des Glomerulumfiltrats und von Prolaktin auf > 60 mU/l.
- **Pseudohypoparathyreoidismus** (Endorganresistenz):

- **Typ I** (Synthesestörung für cAMP): cAMP- und Phosphatausscheidung konstant, Prolaktin < 60 mU/l.
- **Typ II** (keine Synthesestörung für cAMP, aber Störung der Informationsweitergabe an Nieren- und Knochenzellen): Anstieg von cAMP im Plasma > 100 nmol/l, Phosphatausscheidung bleibt konstant.

Pentagastrin-Test

IND
- V.a. medulläres Schilddrüsenkarzinom bzw. C-Zell-Hyperplasie, wenn ☞ Kalzitonin normal. Vor allem bei Frühstadien indiziert oder als postoperative Kontrolle.
- Screening bei asymptomatischen Onkogenträgern (RET-Onkogenmutation) bei multipler endokriner Neoplasie IIa/b oder familiärem C-Zell-Karzinom.

MA   Jeweils 1 ml zur Bestimmung von Kalzitonin, rasch verarbeiten, zentrifugieren und einfrieren.

DF   Vor Testbeginn Ausgangswert bestimmen, danach 0,5 mg/kg KG Pentagastrin langsam i.v. (Anaphylaxie möglich). Kalzitonin 2 und 5 Min. nach Gabe bestimmen.

BU   Eigenes Labor fragen!
- Normalerweise Anstieg auf < 100 pg/ml bei Männern und < 40 pg/ml bei Frauen.
- Bei Patienten mit **medullärem Schilddrüsenkarzinom** kommt es zum vielfachen Anstieg (bei Frühformen auch geringer). Da Kalzitonin auch paraneoplastisch gebildet werden kann, z.B. bei kleinzelligem Bronchialkarziom, muss zur sicheren Diagnosestellung zusätzlich szintigraphisch ein kalter Knoten nachgewiesen sein.

Renin-Aldosteron-Orthostase-Test

Synonym: Lasix-Test.

IND
- Bei bereits gesicherter Diagnose eines primären Hyperaldosteronismus: DD von Aldosteron produzierendem Adenom und idiopathischem Hyperaldosteronismus bei bilateraler Hyperplasie, des idiopathischen primären Hyperaldosteronismus von M. Conn (Trias Hypokaliämie, Hypernatriämie, Hypertonie), nicht indiziert bei nachgewiesenem Nebennierenrindenadenom.
- Nachweis des isolierten Hypoaldosteronismus (sehr selten).

MA 2 ml Serum zur Bestimmung von ☞ Aldosteron und ☞ Renin.

DF Ab 24:00 Uhr Bettruhe, um 8:00 Uhr im Liegen Basalwertbestimmung von Aldosteron und Renin. Wiederholung nach 2 h Orthostase.

BU
- **Normal** ist ein Anstieg von Aldosteron und Renin um das 0,5- bis 2,0-Fache.
- Verminderter Anstieg von Aldosteron und Renin bei **Hypoaldosteronismus** und **Aldosteron produzierendem Tumor**.
- Bei **idiopathischem Hyperaldosteronismus** isoliert erhöhte Basalwerte oder vermehrter Anstieg nach Orthostase.

Schilling-Test

Synonym: Vit.-B_{12}-Resorptionstest.

Mit radioaktiv markiertem Vitamin B_{12}

IND V.a. Resorptionsstörung von Vit. B_{12} (z.B. M. Crohn, Sprue), chronische atrophische (A-)Gastritis, Perniziosa, erniedrigter ☞ Vit.-B_{12}-Spiegel im Serum.

MA 10 ml ☞ 24-h-Sammelurin zur Bestimmung von ^{57}Co-Vit. B_{12}, Gesamtmengenangabe, in dunkler Flasche sammeln ☞ Vit. B_{12}.

DF Vor Testbeginn nüchternen Patienten Blase entleeren lassen. Orale Gabe von radioaktiv markiertem 0,5 mCi ^{57}Co-Vit. B_{12}, nach 2 h 1 mg unmarkiertes Vit. B_{12} i.m. spritzen. 24-h-Urin sammeln.

☹ Liegt eine bakterielle Fehlbesiedlung im Darm vor, sollte diese zunächst behandelt werden und erst anschließend der Test durchgeführt werden. Ansonsten ist mit falsch-positiven Befunden zu rechnen.

BU Es wird der prozentual ausgeschiedene Anteil des markierten Vit. B_{12} gemessen.
- **Normalwert** > 10 % der oralen Dosis, bei **entzündlichen Darmerkrankungen** mit Befall des terminalen Ileums < 5 %, bei **Pernziosa** deutlich < 5 %.
- Bei **chronischer atrophischer Gastritis** sollte bei festgestellter niedriger Vit.-B_{12}-Resorption zur Klärung der Frage, ob ein Mangel an Intrinsic-Faktor vorliegt, der Test nach ca. 5 d mit gleichzeitiger Gabe von 35 mg Intrinsic-Faktor p.o. zu Testbeginn wiederholt werden. Kommt es hierbei zum Anstieg auf > 8 %, so liegt ein Mangel an Intrinsic-Faktor vor ☞ Parietalzell-Ak.

Funktionsteste

- Teilweise wird der Test auch mit gleichzeitiger Gabe von ^{56}Co-Vit. B_{12} und Intrinsic-Faktor durchgeführt, da eine Differenzierung der Radionuklide möglich ist.
- Der Test kann auch unter laufender Vit.-B_{12}-Substitution durchgeführt werden.

Ohne radioaktiv markiertes Vitamin B_{12}

IND
- V.a. Resorptionsstörung von Vit. B_{12} (z.B. M. Crohn, Sprue), chronisch-atrophische (Typ-A-)Gastritis, Perniziosa.
- Erniedrigter ☞ Vit.-B_{12}-Spiegel im Serum.

MA Je 1 ml Serum für ☞ Vit.-B_{12}-Bestimmung.

DF Vor Testbeginn Ausgangswert bestimmen, danach orale Gabe von 1 mg Vit. B_{12}, nach 4 h zweite Blutentnahme. Wiederholung mit zusätzlicher Gabe von 35 mg Intrinsic-Faktor.

⚠ Liegt eine bakterielle Fehlbesiedlung im Darm vor, sollte diese zunächst behandelt werden und erst anschließend der Test durchgeführt werden, ansonsten ist mit falsch-positiven Befunden zu rechnen.

BU
- **Anstieg** auf 10–20 ng/dl bei Malnutrition.
- **Kein Anstieg oder < 10 ng/dl:** Erneuter Test mit Intrinsic-Faktor. Steigt jetzt das Vit. B_{12} auf 10–20 ng/dl, liegt ein Intrinsic-Faktor-Mangel vor ☞ Parietalzell-Ak.
- Weiterhin kein oder nur geringer Anstieg deuten auf eine Resorptionsstörung im terminalen Ileum hin, z.B. M. Crohn, Sprue.

Sekretin-Provokationstest

IND
- V.a. Gastrinom (Zollinger-Ellison-Syndrom).
- Postoperative Kontrolle nach Gastrinom-Operation.
- Erhöhte basale Gastrinspiegel.

MA Je 1 ml Serum zur Bestimmung von ☞ Gastrin.

DF Vor Testbeginn Ausgangswert bestimmen, danach 1 klinische Einheit/kg KG Sekretin (z.B. Sekretolin®) i.v.; Blutentnahme nach 2, 5, 10 und 30 Min. (Anaphylaxie möglich!). Mindestens 1 Wo. zuvor Protonenpumpenhemmer absetzen, da hierunter erhöhte Gastrinspiegel bestehen.

BU
- Paradoxer Anstieg um mehr als 100 % bei erhöhtem Ausgangswert beweist ein Gastrinom (Spiegel meist > 200–1000 ng/l), aber falsch-negative Befunde in bis zu 10 %.
- Bei anderen Erkrankungen mit erhöhten basalen Gastrinspiegeln, z.B. Magenausgangsstenose oder Ulcus duodeni, kommt es nur zu geringer oder keiner Stimulation bzw. zum Abfall. Postoperativ sollten keine erhöhten Werte mehr nachgewiesen werden.

Funktionsteste

Synonym: TRH-Stimulationstest.

IND
- Überprüfung des Regelkreises Hypophyse – Schilddrüse.
- Hypophyseninsuffizienz.
- DD: Hypo-/Hyperthyreose.
- Selten indiziert bei grenzwertigem ☞ TSH-Wert.

MA Je 5 ml Serum zur Bestimmung von TSH.

DF Patient nüchtern lassen, vor Testbeginn Ausgangswert bestimmen. Danach Gabe von 200 µg TRH (bei Kindern 100 µg/m^2 Körperoberfläche bzw. 7 µg/kg KG), z.B. Thyroliberin® i.v. (Anaphylaxie möglich!) oder 40 mg TRH oral (bei Kindern 20 mg/m^2 Körperoberfläche), z.B. Thyroliberin® p.o.
TSH-Bestimmung 30 Min. nach i.v.-Gabe, nach oraler Gabe nach 3–4 h.

☉ Kontraindikationen: Instabile Angina pectoris, frischer Myokardinfarkt, Gravidität, Krampfanfallsleiden.

BU
- **Normalerweise** Anstieg um mindestens 2,0 mU/l bis maximal 25 mU/l. Verminderte Antwort bei Vormedikation mit L-Thyroxin, länger dauernder Therapie mit Glukokortikoiden, Azetylsalizylsäure, L-Dopa-Agonisten und Barbituraten. Bei Vormedikation mit Metoclopramid Antwort erhöht.
- **Erniedrigter Anstieg:** < 2,0 mU/l bei niedrigem Basalwert < 0,1 mU/l ist für eine aktive Hyperthyreose typisch. DD: Suppressionstherapie, endogene Depression, Cushing-Syndrom, Steroidtherapie, Leberzirrhose und Niereninsuffizenz.

Funktionsteste

- **Erhöhter Anstieg:**
  - Bei *latenter Hyperthyreose* (d.h. normale Werte für ☞ fT_3, ☞ fT_4) kann auch ein erniedrigter Anstieg erfolgen.
  - Bei *manifester Hypothyreose* (erniedrigte Werte für fT_3 und fT_4) und latenter Hypothyreose (noch normale Werte für fT_3 und fT_4) deutlich erhöhter Anstieg mit Werten > 25 mU/l.
  - DD: Massiver Jodmangel, Malnutrition, initial bei Thyreoiditis, Z. n. Suppressionstherapie und Z. n. Radiojodtherapie bei z. B. Struma mit Hyperthyreose.

Vasopressin-Test

IND   Zur DD von Diabetes insipidus centralis, Diabetes insipidus renalis oder osmotischer Diurese.

MA   Je 5 ml Urin zur Bestimmung der ☞ Osmolalität.

DF   Vor Testbeginn um 18:00 Uhr 5 ml Spontanurin für Ausgangswert gewinnen, danach Gabe von 5 E Vasopressin (Pitressin Tannat®) i.m. Im Verlauf nicht mehr trinken lassen, Blase vor dem Schlaf entleeren lassen. Am nächsten Morgen 8:00 Uhr 5 ml Urin gewinnen.

⚠   Test nicht bei Patienten mit Hypertonie, Herzinsuffizienz, koronarer Herzerkrankung, peripherer arterieller Verschlusskrankheit > IIa (nach Fontaine), Asthma und Epilepsie durchführen!

BU
- Bei **Diabetes insipidus centralis** Anstieg der Urinosmolaliät um 50 %.
- Bei **Diabetes insipidus renalis** oder **osmotischer Diurese** kein bzw. nur geringer Anstieg.

IND V.a. Malabsorptionssyndrom, z.B. bei Sprue, chronisch-entzündlicher Darmerkrankung.

MA Jeweils 1 ml Serum und 25 ml Sammelurin. D-Xylosebestimmung.

DF Patient > 12 h nüchtern lassen, eine Nierenfunktionseinschränkung muss vorher ausgeschlossen sein. Nach Entleerung der Harnblase Gabe von 25 g D-Xylose (Kinder 5 g) gelöst in 500 (100) ml Wasser oder ungesüßtem Tee. Schnell trinken lassen (ca. 5 Min.)! Sammelurin über 5 h, hierbei nochmals in den ersten 2 h 500 (100) ml Wasser/Tee trinken lassen. Blutentnahmen nach 60 und 120 Min. (bzw. nur nach 60 Min.).

ⓘ Alternativ Durchführung des H_2-Atemtests (schneller und preiswerter).

BU
- **Normwerte:**
  - *Serum Erwachsene:* 1 und 2 h > 30 mg/dl, *Kinder* 1 h > 20 mg/dl.
  - *Urin Erwachsene/Kinder:* > 20 % der verabreichten Menge D-Xylose.
- **Erniedrigter Anstieg:** Bei Malabsorptionssyndrom, z.B. bei Zöliakie, Sprue, entzündlicher Darmerkrankung (M. Crohn).

Funktionsteste

5

Tumor-
marker

5.1 Diagnostischer Wert

Es werden meist zu viele Bestimmungen von Tumormarkern mit einem zu hohen diagnostischen Anspruch durchgeführt. Die Diagnose eines Tumorleidens kann nicht nur aufgrund des Tumormarkernachweises gestellt werden, u.a. weil die meisten Tumormarker auch bei Gesunden in geringerer Konzentration nachgewiesen werden können. Ihre Anwendung ist nur sinnvoll zur Erhärtung eines klinisch begründeten Verdachts bzw. zur Verlaufskontrolle eines Tumorleidens.

Dem teuren Screening folgen oft nicht indizierte weitere Untersuchungen, die kostspielig und sehr belastend für die Patienten sind. Die einzigen auch für das Screening akzeptierten Tumormarker sind das Calcitonin bei Verdacht auf familiäre multiple endokrine Neoplasie (MEN 2) und das AFP bei über Jahren bestehenden chronischen Hepatitiden zum Nachweis des hepatozellulären Karzinoms. Die Bedeutung des PSA als Suchparameter ist derzeit noch umstritten und wird sicherlich überschätzt.

Bei Folgekontrollen sind Abweichungen bis 15 % ohne Bedeutung, bei Veränderungen bis 30 % sollte bei entsprechender Klinik und Indikation eine Verlaufskontrolle erfolgen. Erst Abweichungen > 30 % sind als echte Abweichungen (unter Berücksichtigung der HWZ, z.B. bei CEA bis 8 d) zu sehen.

⚠ Klare Indikation zur Bestimmung stellen und Konsequenzen für die weitere Therapie bedenken!

5.2   Indikationsstufen

- **Sinnvolle Indikation:**
  - **Überwachung von Krankheitsverläufen und Therapien.** Ausgangswert vor Induktion oder Wechsel der Therapie bestimmen. Liegt dieser Wert über dem Normalwert, Folgewerte bestimmen, ansonsten Verzicht auf Folgekontrollen.
  - **Rezidiverkennung:** Nach Bestimmung des Ausgangswerts auch bei normalem Wert (z.B. bei Hodentumoren) anhand von Nachsorgekalendern sinnvoll.
- **Nach kritischer Prüfung** bei einigen Markern sinnvoll:
  - *Früherkennung* bei bestimmten Risikogruppen (z.B. Leberzirrhose [AFP]).
  - *Diagnose* von Erkrankungen (teilweise bei Wechsel der Tumorhistologie unter Therapie möglich).
  - Abschätzen der *Prognose* (nur selten möglich).

Tumormarker

5.3   Organsysteme

5.3.1 Gastroenterologie

(mod. nach Wolter Ch. et al., DÄ, 1996)

Früherkennung

AFP: Bei hepatozellulärem Karzinom, bei chronisch-aktiver Hepatitis und Leberzirrhose alle 6 Mon., bei HBs-Ag-Persistenz 1 × jährlich.

Diagnose

- **AFP:** V.a. hepatozelluläres Karzinom.
- **CA 19–9, CEA:** V.a. Pankreas- oder Gallengangs-karzinom.
- **NSE:** V.a. neuroendokrine Tumoren, z.B. APU-Dome.

Therapiekontrolle / Rezidiverkennung

- **AFP:** Hepatozelluläres Karzinom.
- **CEA:** Kolon- und Rektumkarzinom.
- **CA 19–9:** Pankreaskarzinom oder Gallengangs-karzinom.
- **CA 72–4/CEA:** Magenkarzinom.
- **NSE:** Neuroendokrine Tumoren, z.B. APUDome.

Weitere Tumormarker mit fraglichem klinischen Nutzen

- **CEA/SCC:** Ösophaguskarzinom, Analkarzinom.
- **CEA, CA 72–4, CA 19–9:** Magenkarzinom.
- **CEA, CA 19–9:** Gallengangs- und Pankreaskarzi-nom.
- **CEA:** C-Zell-Karzinom, Mammakarzinom.
- **5-HIES/Serotonin:** Karzinoide.
- **Gastrin:** Gastrinom.
- **Insulin, Proinsulin:** Insulinom.

Früherkennung

Kein Marker sinnvoll!

Diagnose

- **NSE:** V.a. kleinzelliges Bronchialkarzinom, V.a. neuroendokrine Tumoren, z.B. APUDome.
- **AFP + HCG + NSE + PLAP:** DD: Tumor im Mediastinum.

Therapiekontrolle / Rezidiverkennung

- **NSE:** Kleinzelliges Bronchialkarzinom, neuroendokrine Tumoren z.B. APUDome.
- **AFP + HCG + LDH:** Keimzelltumor im Mediastinum ohne Seminomanteile.
- **AFP + HCG + LDH + PLAP:** Seminomatöser, mediastinaler Keimzelltumor.

Weitere Tumormarker mit fraglichem klinischen Nutzen

- **Cyfra 21–1 / CEA:** V.a. nichtkleinzelliges Bronchialkarzinom.
- **NSE/Pro-GRP/Cyfra 21–1:** V.a. kleinzelliges Bronchialkarzinom.

⚠ Die Bestimmung von Tumormarkern bei malignen primären Lungentumoren und beim Pleuramesotheliom ist i.d.R. entbehrlich.

Tumormarker

Früherkennung

Kein Marker sinnvoll!

Diagnose

Nur in Ergänzung mit klinischen Befunden sinnvoll!
- **CA 15−3:** V.a. metastasiertes Mammakarzinom.
- **CA 12−5:** V.a. Ovarialkarzinom (postmenopausal).

Therapiekontrolle / Rezidiverkennung

- **CA 15−3 / CEA:** Mammakarzinom.
- **CA 12−5:** Ovarialkarzinom.
- **CA 72−4 + CA19−9:** Bei CA 12−5-neg. Ovarialkarzinom.

Weitere Tumormarker mit fraglichem klinischen Nutzen

SCC / CEA: Zervixkarzinom.
CA 12−5 / CA 19−9: Korpuskarzinom.

Tumormarker

5.3.4 Urologie

Früherkennung

PSA: Prostatakarzinom, einmal jährlich bei Männern > 50 J nur in Ergänzung mit digitaler Untersuchung sinnvoll, Blutentnahme vor bzw. maximal 15 Min. nach digitaler rektaler Untersuchung.

Diagnose

- **PSA + freies PSA:** V.a. Prostatakarzinom.
- **AFP/HCG:** V.a. Hodentumor.

Therapiekontrolle/Rezidiverkennung

- **PSA:** Prostatakarzinom.
- **AFP/HCG/LDH:** V.a. Hodentumor.

Weitere Tumormarker mit fraglichem klinischen Nutzen

NSE: Seminom.

5.4 Alphabetisches Verzeichnis der Tumormarker

α-1-Fetoprotein (AFP) i.S.

RB < 3 ng/ml (< 3 g/l), HWZ bis 8 d.

MA 1 ml Serum.

⚠ Raucher: Werte bis 20 ng/dl.

DD • ↑: Primäres Leberzellkarzinom, Tumoren von Hoden, Ovar und gastrointestinale Tumoren.
 • Gering erhöht (< 150–300 ng/dl) bei chronischer Leberkrankung, Hämochromatose.
 ☞ Gastroenterologische Tumormarker.

CA 12–5 (CA 125) i.S.

RB < 35 U/ml, HWZ 5 d.

MA 1 ml Serum.

⚠ Falsch hohe Werte bei Aszites/Leberzirrhose, Peritonitis, Endometriose, Menstruation und Schwangerschaft.

DD • Diagnose, Erkennung von Rezidiven und Verlaufskontrolle bei Ovarialtumoren (v.a. bei epithelialen serösen und undifferenzierten Karzinomen in ca. 80 % der Fälle positiv, schlecht bei muzinösen Tumoren, hier besser CA 72–4, CEA oder AFP bestimmen).
 • Ebenfalls erhöht bei Pankreaskarzinom (ca. 65 % der Fälle positiv), Leberzellkarzinom (ca. 70 % der Fälle positiv).
 ☞ Gynäkologische Tumormarker.

Tumormarker

CA 15–3 i.S.

RB   < 20 U/ml.

MA   1 ml Serum.

DD   ↑: Bei Mammakarzinom bis 50 % der Fälle positiv, Erkennung von Metastasen in bis zu 90 % der Fälle, aber auch in 70 % der Fälle positiv bei Ovarialkarzinom.
☞ Gynäkologische Tumormarker.

CA 19–9 i.S.

RB   < 37 U/ml.

MA   1 ml Serum.

☼   Bei Cholestase und Lewis-a/b-negativen Patienten (bis 8 % der Bevölkerung) nicht nachweisbar.

DD   • ↑: Adenokarzinome von Pankreas, Gallenwegen, Magen und Kolon/Rektum bis 90 % der Fälle, Ergänzung von CEA möglich.
• Teilweise auch positiv bei entzündlichen Erkrankungen des Darms, primär biliärer Zirrhose und chronischer Hepatitis (bis zu 30 % der Fälle) und Tbc.
☞ Gynäkologische Tumormarker.
☞ Gastrointestinale Tumormarker.

CA 72–4 i.S.

RB < 6 U/ml.

MA 1 ml Serum.

DD
- ↑: Adenokarzinome von Pankreas, Magen, Kolon/ Rektum und Gallenwegen bis 60 % der Fälle, Ergänzung von CEA und CA 19–9 möglich.
- Teilweise auch positiv bei hämatologischen Erkrankungen und entzündlichen Erkrankungen des Darms.
- ☞ Gastroenterologische Tumormarker.
- ☞ Gynäkologische Tumormarker.

Calcitonin (hCT) i.S.

RB < 10 ng/dl (2,8 pmol/l).

MA 1 ml Serum, EDTA-Plasma, Heparin-Plasma.

⚠ Pentagastrintest: Patienten mit medullärem Schilddrüsenkarzinom oder mit C-Zell-Hyperplasie zeigen nach Pentagastrin höhere hCT-Anstiege als Normalpersonen. Durchführung: 5 ml Blut aus Verweilkanüle entnehmen, 0,5 µg Pentagastrin pro kg KG als Bolus, weitere Entnahmen nach 2 und 5 Min. Test ist positiv bei hCT > 50 (Frauen) bzw. > 79 (Männer).

DD
- ↑: Medulläres Schilddrüsenkarzinom, Messwerte korrelieren mit Tumormasse.
- Geringer erhöht bei C-Zell-Hyperplasie, z.B. im Rahmen einer Hashimoto-Thyreoiditis, gelegentlich bei Niereninsuffizienz oder Leberzirrhose.

Tumormarker

CEA

Synonym: Carcinoembryonales Ag i.S.

RB < 5 ng/ml, Raucher bis 10 ng/ml. HWZ bis 8 d.

MA 1 ml Serum.

(!) Raucher haben Werte bis 10 ng/ml. Erhöhte Werte auch nach Frischzellentherapie und bei Affektionen von Pankreas, Dünn- und Dickdarm möglich.

DD
- ↑: Adenokarzinome von Pankreas, Magen, Kolon/Rektum, Lunge, Mamma, Ovar, Zervix in bis zu 60 % der Fälle, Werte > 50 ng/ml weisen auf mögliche Fernmetastasierung hin.
- Teilweise auch positiv bei entzündlichen Erkrankungen des Gastrointestinaltrakts, Leberzirrhose, Lungenemphysem, hierbei Werte meist < 15 ng/ml.
- ☞ Gastroenterologische Tumormarker.
- ☞ Gynäkologische Tumormarker.

Cyfra 21–1 i.S.

RB < 7 U/ml.

MA 1 ml Serum.

DD
- ↑: Nichtkleinzelliges Karzinom der Lunge bis 80 % der Fälle positiv.
- Bei folgenden Tumoren wurden ebenfalls erhöhte Werte gefunden: Ovarial-, Zervix- und Blasenkarzinome.
- ☞ Lungentumormarker.

Tumormarker

HCG i.S.

Synonym: Humanes Choriongonadotropin i.S.

RB < 2 mU/ml, Grenzwert bis 10 mU/ml, pathologisch > 10 mU/ml, HWZ bis 2 d.

MA 1 ml Serum.

☉ Postmenopausale, dialysepflichtige Frauen haben ohne Tumor 10-fach erhöhte Werte.

DD ↑: Tumormarker bei testikulärem oder plazentarem Chorionkarzinom bis 100 % der Fälle positiv, Blasenmole bis zu 100 % der Fälle, Keimzelltumoren (Teratokarzinom, embryonales Karzinom) bis 90 % der Fälle (HCG bei Schwangerschaft).
☞ Urologische Tumormarker.
☞ Kalzitonin.

NSE i.S.

Synonym: Neuronenspezifische Enolase, γ-Enolase.

RB < 12 (g/l).

MA 1 ml Serum.

☉ Auf keinen Fall Hämolyse bei Abnahme erzeugen, nicht länger als 1 h stehen lassen!
Erhöhte Werte auch bei benignen Lungenerkankungen (z. B. Lungenfibrose).

DD • ↑: Beim kleinzelligen Bronchialkarzinom (bis 90 % der Fälle positiv), Neuroblastom, Inselzellkarzinom, Phäochromozytom, APUDome, intestinalen Karzinoiden.
• Evtl. auch erhöht bei schwerer Hirnschädigung (Hypoxie).
☞ Lungentumormarker.

Tumormarker

Pro-GRP

Synonym: Pro Gastrin Releasing Peptide.

RB < 75 ng/l.

MA 1 ml Serum.

DD ↑↑: Kleinzelliges Bronchialkarzinom.
↑: Mastopathien, benigne urologische, gynäkologische und gastrointestinale Erkrankungen, Autoimmunerkrankungen, Infektionen, Niereninsuffizienz.

PSA i.S.

Synonym: Prostataspezifisches Ag.

RB < 4 ng/ml, HWZ 2–3 d.

MA 1 ml Serum, vor der körperlichen Untersuchung abnehmen. Nach Prostatapalpation und Manipulationen im Prostatabereich (z.B. Blasenspiegelung) ebenfalls erhöht.

DD • ↑: Prostatakarzinom und Prostataadenom.
Ggf. kombinieren mit ☞ PAP-Bestimmung.
• Erhöhte Werte auch bei benigner Prostatahyperplasie und Prostatitis, aber meist < 10 ng/ml (außer bei sehr großen Adenomen, ggf. Biopsie anstreben).

Tumormarker

SCC i.S.

Synonym: Squamous cell carcinoma antigen.

RB < 2,0 ng/ml.

MA 1 ml Serum.

DD • ↑: Plattenepithelkarzinome von Zervix, Lunge, Ösophagus, Hals-Nasen-Rachen-Raum und Anal-karzinome.
- Erhöhte Werte auch bei Dermatosen und Nephropathien sowie hepatobiliären Erkrankungen.

Thyreoglobulin i.S.

RB < 35 mg/l.

MA 1 ml Serum; sofortige Probenaufbereitung oder Versand eingefrorenen Materials.

DD • ↑: Bei differenzierten, follikulären bzw. papillären Schilddrüsenkarzinomen. Weisen in der Tumornachsorge auf Filiae oder Rezidiv hin.
- Falsch-positive Werte auch bei Struma, Gravidität und in hohem Alter möglich.

6

Index

Index

Index

255

Index

Index

267